1,—

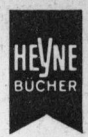

W0235699

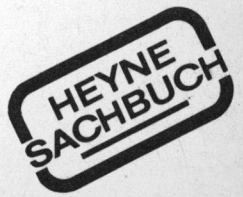

ALICE KAHN LADAS
BEVERLY WHIPPLE / JOHN D. PERRY

G-punkt Der

Das stärkste erotische Zentrum
der Frauen

Deutsche Erstveröffentlichung

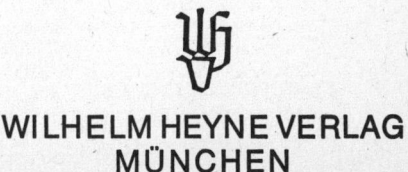

WILHELM HEYNE VERLAG
MÜNCHEN

HEYNE SACHBUCH
Nr. 01/7221

7. Auflage

Titel der amerikanischen Originalausgabe
THE G SPOT AND OTHER RECENT DISCOVERIES ABOUT HUMAN
SEXUALITY
Deutsche Übersetzung von Uta Mc Kechneay

ISBN 3-453-01806-0

Inhaltsverzeichnis

Abbildungen

Wer es unterläßt, sich über anatomische Vorgänge zu informieren, trägt zu physischen Diskrepanzen bei, die als Hauptursache von 50 Prozent aller geistigen Defekte gelten. Auch sind 75 Prozent aller Scheidungen und Trennungen darauf zurückzuführen, daß die Partner in physischer Hinsicht nicht harmonieren... Viele unserer derzeitigen Überzeugungen hinsichtlich des üblichen Sexualverhaltens und eines normalen Geschlechtslebens sind bloße Vermutungen, die jeder sicheren Grundlage entbehren und lediglich auf allgemeinen Eindrükken und Einzelfällen beruhen.

Robert Latou Dickinson, Arzt, 1933

Einführung

Die wichtigen neuen Fakten, über die dieses Buch Aufschluß gibt, können entscheidend dazu beitragen, daß wir besser begreifen lernen, was es mit der Sexualität des Menschen auf sich hat. Wir sind davon überzeugt, daß die hier gebotenen Informationen Millionen von Frauen und Männern dazu verhelfen können, ein angenehmeres und befriedigenderes Leben zu führen. Dadurch kann viel unnötiges Leid, können viele Frustrationen vermieden werden.

Manche dieser Fakten waren schon bekannt, sind aber bisher entweder ignoriert oder nicht anerkannt worden, weil sie nicht in das jeweilige kulturelle oder wissenschaftliche Konzept paßten und auch nicht auf die richtige Weise miteinander in Verbindung gebracht wurden. »Fakten haben keinerlei Wert«, hat Charles Darwin gesagt, »wenn sie nicht für oder gegen eine Ansicht, einen Standpunkt sind.« Wenn wir die hier beschriebenen Fakten einmal im Zusammenhang sehen, müssen wir unsere Einstellung zur Sexualität einer gründlichen Prüfung unterziehen.

Dies ist kein Buch über die Liebe. Es behandelt auch nicht die Probleme zwischenmenschlicher Beziehungen. Auch bietet es keine Lösung für Schwierigkeiten im emotionalen Bereich an, wenn auch so manche Schwierigkeit gar nicht mehr auftauchen wird, sobald die hier angeführten Fakten zur Anwendung kommen. Und eines ist dieses Buch ganz bestimmt nicht – ein Allheilmittel für sämtliche Sexualprobleme der Menschheit. Dafür treten wir aber hier die Beweisführung an, daß sich Frauen und Männer sexuell gesehen viel ähnlicher sind, als bisher angenommen wurde. Vielleicht trägt dieses Buch dazu bei, die Barrieren zwischen den Menschen niederzureißen und für mehr Verständnis gegenüber dem menschlichen Sexualverhalten zu sorgen.

Diese neuen Erkenntnisse sind ein wichtiger Schritt auf dem Weg zur Entmystifizierung von Freuds ›dunklem Kontinent‹, der schon längst nicht mehr so dunkel ist wie vor hundert Jahren, als er diesen Ausdruck im Zusammenhang mit der Sexualität der Frau prägte. Doch die Forschungsarbeit ist bei weitem noch nicht abgeschlossen. Wenn sich unsere Feststellungen mit Ihren Ansichten, Gewohnheiten und Ihrer Einstellung decken, werden Sie anders darauf reagieren und sie anders zur Anwendung bringen, als wenn sie im Gegensatz zu dem stehen, was man Sie gelehrt hat oder was Sie gewöhnt sind.

Wir erwarten nicht, daß irgend jemand bedingungslos hinnimmt und akzeptiert, was wir sagen. Das möchten wir gar nicht. Wir hoffen aber, daß in Erwägung gezogen, als gültig erachtet oder auch abgelehnt wird, was wir Ihnen mit diesem Buch sagen – das kommt ganz auf die Erfahrungen an –, und daß entsprechend gehandelt wird, wo das angebracht erscheint. Wir hoffen weiter, daß man das Buch und die darin vermittelten Erkenntnisse einer gründlichen wissenschaftlichen Prüfung unterziehen wird. Dieses Buch ist jedoch nicht in erster Linie für Wissenschaftler und Fachleute bestimmt, sondern für alle, die das Thema Sexualität interessiert. Für alle, die dem wissenschaftlich Nachgewiesenen auf den Grund gehen möchten, befinden sich in den Fußnoten bzw. im Anhang noch zusätzliche technische Informationen.

Theoretisch können Informationen auch für sich bestehen. In der Praxis jedoch sind sie aus persönlicher und gesellschaftlicher Sicht nicht aus dem Zusammenhang zu reißen. Daher hoffen wir, daß Ihnen dieses Buch nicht nur Wissen vermittelt, sondern daß es vielen unserer Leser hilft, die bisher ihren Körper verleugnet haben, um mit den ihnen aufoktroyierten Ansichten über Sexualität konform zu gehen.

Eine Frau zum Beispiel, die in dem Glauben erzogen wurde, daß nur Männer Ejakulationen haben, könnte vielleicht befürchten, krank zu sein, es zumindest befremdend finden oder für einen Makel halten, wenn sie einen Erguß hat. Nach dem Lesen dieses Buches könnte sie diese Erfahrung möglicherweise bejahen und sich bestätigt fühlen. Wenn jemand das Buch mit ihr zusammen liest, ist das sogar noch besser. Die Forschung hat gezeigt, daß einzelne dem Druck der Masse oder zumindest einer Gruppe von Leuten standhalten, wenn sie auch nur von einem einzigen Menschen unterstützt werden.

Die Meinung anderer – besonders, wenn sie abträglich ist – beeinflußt uns oft dahingehend, daß wir Angst bekommen, was nicht ohne Wirkung auf das physische Verhalten bleibt und unerwünschte physiologische Reaktionen hervorruft. Wenn auch die Auswirkungen von Mensch zu Mensch verschieden sind, so bewirkt doch die Angst in fast jedem eine Veränderung der Funktion des autonomen Nervensystems, und das Sexualverhalten ist eng verknüpft mit dem autonomen Funktionieren. Zuweilen werden wir gleichzeitig mit einander widersprechenden Informationen konfrontiert. Im Hinblick auf die Sexualität der Frau befinden wir uns seit mindestens dreißig Jahren in dieser Situation. Sich widersprechende Thesen stiften Verwirrung. Und wenn es um einen so intimen Bereich unseres Lebens wie das Ausleben der Sexualität geht, spielen Angst und Besorgnis mit.

Einer der Gründe, weswegen wir dieses Buch geschrieben haben, ist der Wunsch, diese Widersprüche aus der Welt zu schaffen. Und das Bestreben, den Lesern mit neuen Erkenntnissen zu mehr Verständnis füreinander zu verhelfen. Wir wollen keine Sexualolympiade ins Leben rufen, bei der stets Höchstleistungen verlangt werden. Auch das würde nur Angst erzeugen. Und damit wäre genau das Gegenteil von dem erreicht, was wir im Sinn haben. Diese Forschungsergebnisse bestätigen eine Vielfalt sexueller Erfahrungen und widerlegen die gestrengen widersprüchlichen Entweder/oder-Grundsätze, die in den vergangenen Jahren soviel Uneinigkeit und Verzweiflung bewirkt haben. Es gibt keine Idealmethode, man muß ständig neue Erfahrungen machen. Wenn Sie diesem Kontinuum in die eine oder andere Richtung folgen wollen, so hoffen wir, daß Sie die in diesem Buch beschriebenen Forschungsergebnisse nutzen werden, um Ihre Lust zu steigern und Ihr Selbstwertgefühl zu stärken.

I
Eine neue Synthese

Dreimal haben in unserem Jahrhundert große Pioniere auf dem Gebiet der menschlichen Sexualität unsere Welt schockiert, informiert und verwandelt. Verantwortlich für diese Umwälzung sind Sigmund Freud, Alfred Kinsey und seine Mitarbeiter sowie Masters und Johnson, die als Team arbeiteten. Sie haben uns viel tiefgehender und gründlicher beeinflußt, als manchem von uns bewußt ist. Ihre Arbeit bestimmt jetzt zum großen Teil unsere Lebenseinstellung, unser Verhalten, hat unser Leben in so mancher Hinsicht verändert. Und doch widersprechen sich ihre Erkenntnisse und theoretischen Schlußfolgerungen, wodurch wir in ein echtes Dilemma gestürzt werden. Freud hat uns eröffnet, daß die reife erwachsene Frau auch in der Vagina Erregung verspürt und daher ihr kindisches Interesse an ihrer Klitoris aufgeben sollte. Kinsey und seine Mitarbeiter und in neuerer Zeit Masters und Johnson dagegen versichern uns, daß beim Orgasmus bei allen Frauen die Klitoris eine Rolle spielt, daß sie die Stelle ist, bei deren Berührung die Frau die höchste Erregung empfindet.

Im zwanzigsten Jahrhundert ist die menschliche Sexualität zum erstenmal legitimer Gegenstand wissenschaftlicher Forschung geworden. Wie ist es da nur möglich, daß sich die Leute, die die wichtigsten Beiträge auf diesem neuen Wissensgebiet leisteten, so gar nicht einig sind? Wie konnte rein wissenschaftliche Forschung in diametral entgegengesetzte Richtungen führen?

Damit diese Fragen nicht so abstrakt im Raume stehen und nicht ganz ohne Beziehung zum Leben des Durchschnittsmenschen bleiben, wollen wir uns einmal die peinliche Lage von Joan ansehen, die für Tausende von Frauen typisch ist, die in

den vierziger und fünfziger Jahren zu jungen Erwachsenen
herangereift waren.

*Joan wurde mitten im Chaos des Zweiten Weltkrieges
einundzwanzig. Sie war mit einer ganzen Reihe von
Männern befreundet gewesen, doch der Mann, zu dem sie
sich am meisten hingezogen fühlte, war Captain in der
Navy, der als Freiwilliger auf einem U-Boot-Jäger vor der
Atlantikküste diente. An einem Wochenende, als er
Landurlaub hatte, verlor sie ihre Jungfräulichkeit an ihn.
Danach schrieben sie sich leidenschaftliche Liebesbriefe,
und als er das nächstemal Urlaub hatte, traute sie ein
Kaplan der Navy in Annapolis. Joan und ihr Mann
bekamen zwei Kinder – das erste, während er auf See war,
und das zweite nach Kriegsende, als sie in Washington eine
Wohnung mit einem anderen Ehepaar teilten, das unter
ähnlichen Umständen geheiratet hatte. Aber Joan war
todunglücklich. Ihr Captain, der sie auf See so geblendet
hatte, war nicht wiederzuerkennen. Er war kein Held mehr,
sondern ein Abenteurer und Spieler, der sich stets am
Rande der Legalität bewegte. Auf ein solches Leben war
Joan nicht vorbereitet gewesen. Sie fand sich nicht mehr
zurecht und suchte einen Psychoanalytiker auf. Und zwar
sechs Jahre lang – mit folgendem Ergebnis: Joan reichte die
Scheidung ein und gelangte immer mehr zu der Überzeugung, daß sie in sexueller Hinsicht viel zu wünschen
übrigließ – denn während all ihrer Ehejahre hatte sie
mit Ausnahme dieses allerersten Wochenendes beim
Geschlechtsverkehr kein einzigesmal einen Orgasmus
gehabt. Ihr Mann hatte sie deshalb immer verspottet. Ihr
Psychoanalytiker hatte alles nur noch schlimmer gemacht,
als er ihr zu verstehen gab, dies sei ein Zeichen von
Zurückgebliebenheit, das sich auch in anderer Hinsicht
bemerkbar mache. Wenngleich Joan zu masturbieren
gelernt hatte und auf diese Weise zum Orgasmus gelangen
konnte, so hielt sie es doch insgeheim nicht für richtig,
ihren Mann zu bitten, ihr auf diese ›unreife‹ Weise zur
Befriedigung zu verhelfen. In dieser Furcht wurde sie durch
ihren Mann und den Analytiker noch bestärkt. Die
nächsten dreißig Jahre hindurch fand sie niemals den Mut,*

ihren Bewunderern oder sonst irgend jemandem zu
verraten, was ihr sexuell lag. Bis sie wegen einer gering-
fügigen Depression nach dem Verlust eines Liebhabers
einen anderen Therapeuten aufsuchte. Immer davon
überzeugt, daß sie nur ihre Unreife und Unzulänglichkeit
verraten würde, hat sie die meiste Zeit ihres Lebens ihre
Sexualität verleugnet.

Für jede Frau wie Joan, die persönliche Erfahrungen mit einem
Freudschen Psychoanalytiker gemacht hat, stehen Tausende
von Frauen, die von den Anhängern Sigmund Freuds auf
ähnliche Weise beeinflußt worden sind, ohne sich dessen
bewußt zu sein, denn die Lehren dieses Wiener Arztes haben
alle unsere Lebensbereiche durchdrungen. Viele der von ihm
geprägten Ausdrücke sind schon längst in den alltäglichen
Sprachgebrauch übergegangen. »Vielleicht hat sie die Tür *un-*
bewußt abgeschlossen.« »Sein *Ego* ist sehr stark ausgeprägt.«
»Was heißt hier Ödipus-Komplex? Hauptsache, er liebt seine
Mutter.« »Vorsicht, dein *Es* ist zu sehen.« Solche Sätze fallen
allerorten.

Im Gegensatz zu Joan wollen wir nun den Fall von Melanie
unter die Lupe nehmen, die sich in Phoenix im Staate Arizona
in eine Klinik begab. Melanie wurde in den sechziger Jahren
sexuell aktiv, also zwanzig Jahre später als Joan. Zu dieser Zeit
priesen die Beatles psychedelische Drogen in Songs wie ›Lucy
in the Sky with Diamonds‹, die jungen Leute rieten zu Liebe
anstatt Krieg, und Masters und Johnson schrieben über ihre
revolutionären unmittelbaren Beobachtungen sexueller Betätigung im Labor. Aber damit Sie nicht etwa glauben, wir hätten
das Viktorianische Zeitalter endgültig hinter uns gelassen,
möchten wir Sie daran erinnern, daß zu dieser Zeit fast alles,
was mit der menschlichen Sexualität zu tun hatte, in psycholo-
gischen und soziologischen Analysen immer noch als strafbare
Handlung und Herausforderung galt.[1]
Melanie hatte in Kalifornien, wo es noch Mammutbäume
gibt, in einer Kommune gelebt, hatte dort vegetarisch und
als Nudistin gelebt und versucht, ausschließlich das als
Nahrung zu sich zu nehmen, was die Natur bot. Auch
Gruppensex hatte sie betrieben. Dann hatte sie sich ver-

liebt, und nachdem sie sechs Monate mit diesem Mann zusammengelebt hatte, wollte sie ihn gern heiraten. »Aber das wäre nicht fair«, teilte sie dem Mann bei der Beratungsstelle mit, »denn irgend etwas stimmt mit mir sexuell nicht. Ich mag es nicht, wenn er meine Genitalien berührt oder küßt. Und das müßte mir doch eigentlich gefallen. Oralen Sex mag ich nicht, ich mag es nicht einmal, wenn der Penis meines Freundes meine Klitoris berührt. Ich möchte, daß mein Partner von hinten in mich eindringt, sich heftig bewegt und kräftig zustößt. Irgend etwas stimmt da nicht mit mir. Ich habe dann viel zu schnell einen Orgasmus und auf die falsche Weise. Ich bin nicht normal.«

Melanie glaubte, nicht normal zu sein, weil sie es nicht mochte, wenn man ihre Klitoris stimulierte. Joan dagegen hatte ein ungutes Gefühl, weil sie gerade das mochte. Die Ängste beider Frauen wurden gefestigt, wenn nicht sogar hervorgerufen von den einander widersprechenden allgemeinen Ansichten ihrer Zeit. In den letzten dreißig Jahren haben viele mit diesen oder ähnlichen widersprüchlichen und verwirrenden Anschauungen leben müssen. Um zu einem besseren Verständnis dieser merkwürdigen Polarität zu gelangen und zu erkennen, wie es überhaupt dazu kam, wollen wir einmal näher auf die Kontroverse zwischen den Anhängern Freuds und den Sexualforschern sowie auf die Leute, die für das Entstehen dieser Kontroverse gesorgt haben, eingehen.

Vor hundert Jahren war es nicht zulässig, öffentlich über die Freude am Sex und die Sexualität zu diskutieren. Wissenschaftlern, die versuchten, sich näher mit dem Thema Sexualität zu befassen, sah man voller Mißtrauen über die Schulter. Sie galten bei ihren Kollegen als suspekt, und sie mußten häufig um ihren guten Ruf bangen. (Das ist auch heute noch oft so.) Das Viktorianische Zeitalter, das ein Schriftsteller einmal als eine ›sexuell schwächende Krankheit‹ charakterisierte, war sozusagen in vollem Gange. Wenn auch das Viktorianische Zeitalter einige bemerkenswerte pornographische Werke hervorbrachte, in denen die Frauen ihre helle Freude am Sex hatten, so kam die damalige Anschauung doch viel besser in den Worten Lord Actons zum Ausdruck, der schrieb: »Zum

Glück für die Gesellschaft kann der Verdacht, Frauen könnten sexuell etwas empfinden, als bösartige Verleumdung abgetan werden.« Man war allgemein der Ansicht, das Fehlen sexueller Gelüste sei ein wichtiges Merkmal der Weiblichkeit. Die viktorianische Auffassung von den Aufgaben einer Frau kommt in einem Handbuch für pflichtbewußte Frauen und Mütter, das etwa 1840 entstand, klar und deutlich zum Ausdruck.

Zu den besonderen Obliegenheiten der Frau gehört es, mit geduldigem Eifer am Krankenbett zu wachen, die ersten kleinen Schritte der Kinder zu leiten, den größer gewordenen Kindern die Grundelemente des Wissens zu vermitteln und Freunde, die im Tal der Tränen wandeln, mit ihrem holden Lächeln zu erfreuen.[2]

Die Rolle der Frau als aktiver Partner beim Geschlechtsverkehr wird völlig heruntergespielt, um es einmal milde auszudrücken.

Königin Viktoria war eine große Verfechterin dieser Ideen, und sie hinderte die Frauen tatsächlich daran, einen Beruf zu ergreifen. Vor allem sollten sie nicht Medizin studieren. Zur Zeit der Königin Viktoria erwartete man von den Frauen, daß sie gehorsame Gattinnen und pflichteifrige Mütter waren. In den Librettos von Gilbert und Sullivan wimmelt es von mitleiderregenden älteren Frauen, die keinerlei gesellschaftliche Stellung innehaben und auch in finanzieller Hinsicht darben müssen, wenn kein Mann für sie sorgt. Einer von Freuds Kollegen, der deutsche Neuropsychiater Richard von Krafft-Ebing, der viel über das Thema Sexualpathologie geschrieben hat, betrachtete die Sexualität selbst als eine Art verabscheuungswürdige Krankheit. Über die Frau hatte er folgendes zu vermelden:

Wenn sie geistig normal ist und eine gute Erziehung genossen hat, ist ihr Sexualtrieb schwach. Wäre das nicht so, würde die ganze Welt zum Bordell, Ehe und Familie würden unmöglich. Es steht fest, daß der Mann, der Frauen meidet, und die Frau, die Männern nachläuft, krankhaft veranlagt sind.[3]

Diese Vorstellungswelt ermutigt nicht gerade zum Erforschen des männlichen Geschlechtstriebes, ganz zu schweigen von dem der Frau, und doch ist gerade das eine von Freuds größten Leistungen.

Freud wurde im Jahre 1856 in einem Teil Österreichs geboren, der heute zur Tschechoslowakei gehört. Das war sechzehn Jahre, nachdem Königin Viktoria ihren geliebten Albert geheiratet hatte. Freuds Eltern zogen nach Wien, als er vier Jahre alt war. Seine gesamte Erziehung und Ausbildung erhielt er in dieser Stadt, die ein Kulturzentrum sondergleichen war. Um seine Frau und seine Kinder ernähren zu können, gab er seine Arbeit in einem Forschungslabor auf und eröffnete eine Praxis als Neurologe. Im Alter von achtzig Jahren erklärte er: Ich habe wichtige neue Fakten über das Unbewußte und das Seelenleben, über die Rolle der vom Instinkt bestimmten Triebe etc. entdeckt. Aus diesen Erkenntnissen ist eine neue Wissenschaft, die Psychoanalyse, erwachsen – ein Bestandteil der Psychologie. Die Psychoanalyse ist eine neue Methode zur Behandlung von Neurosen. Doch dafür, daß ich ein wenig vom Glück begünstigt war, habe ich einen hohen Preis zahlen müssen. Die Menschen haben nicht an die von mir entdeckten Fakten geglaubt und meine Theorien für widerlich und geschmacklos gehalten. Ich hatte gegen starken unnachgiebigen Widerstand anzukämpfen.[4]

Freuds Untersuchungen schockierten die westliche Welt und hatten zur Folge, daß man ihn von so manchem Fachgremium ausschloß – obwohl man ihn anfänglich als großen Neuerer willkommen geheißen hatte. Sein Verbrechen bestand darin, daß er die vorherrschende Auffassung vom Menschen als vernunftbegabtem Wesen in Frage stellte und behauptete, die Libido (der Sexualtrieb) sei zum großen Teil für das Verhalten des Menschen verantwortlich. Vergleicht man den menschlichen Geist mit einem Eisberg, dessen größter Teil sich unter Wasser befindet und unsichtbar ist, so erklärte Freud, das Wesen des Menschen sei zum größten Teil irrational, das Unbewußte sei vorherrschend. Nur die Spitze des Bewußtseins dränge nach außen. Er war der Auffassung, der größere unbewußte Teil – vor allem auch die Sexualität – bestimme unser

Leben weit stärker als der rationelle Teil, wenn wir uns auch gern einreden, daß es umgekehrt sei.

Er lehrte die Therapeuten eine neue Art der Behandlung. Mit Hilfe von freier Assoziation und Traumdeutung sollten sie mehr erreichen als bisher. Auf diese Weise erfuhren sie zunächst einmal mehr über ihre Patienten. Freud wies auch auf die große Bedeutung der ersten Lebensjahre hin sowie auf die Beziehung des Kindes zu seiner Umwelt. Er war der erste, der die kindliche Sexualität zur Sprache brachte und uns zeigte, daß in dieser wie in so mancher anderen Hinsicht ›das Kind die Vorstufe des Mannes ist‹.

Außer diesen ungeheuer bedeutsamen Beiträgen lehrte er uns noch vieles über das Wesen des Menschen und seine Sexualität. Wenngleich nicht alle dieser Auffassung sind, betrachteten Freud und viele andere seine Theorie vom unterdrückten Ödipuskomplex als eine seiner größten Leistungen. Einfach ausgedrückt besagt diese Theorie, daß die Mutter das erste Liebesobjekt eines Kindes ist, daß die Mutter sowohl für Jungen als auch für Mädchen zum Prototyp aller späteren Liebesobjekte wird.

Wenn der kleine Junge beginnt, seine Genitalien zu entdecken und Lust zu empfinden, sehnt er sich danach, seine Mutter zu verführen und seinen Vater zu verdrängen. Doch er weiß, daß ihm das nicht gelingen wird, weil der Vater größer und stärker ist. Außerdem braucht er seinen Vater. Die Mutter versucht währenddessen, den kleinen Jungen vom Onanieren abzuhalten. Gelingt ihr das nicht, schreckt sie möglicherweise nicht davor zurück, ihm anzudrohen, etwas Schreckliches könnte passieren, wenn er nicht von dieser schlimmen Angewohnheit abläßt. Sollte der Junge die Genitalien einer Frau zu Gesicht bekommen und seine Vorstellungskraft ihm vorgaukeln, ihr Penis sei ihr zur Strafe weggenommen worden, so kann ein sogenannter Kastrationskomplex entstehen. Laut Freud kann dieser wiederum zu einer Unmenge anderer ›neurotischer Symptome‹ führen wie z. B. der Angst, sich zu behaupten (um dieser schrecklichen Strafe zu entgehen) – oder auch zum Gegenteil, der Gehorsamsverweigerung (im Hinblick auf den Vater – da mag Angriff als die beste Verteidigung erscheinen). Aus Angst vor dem Vater kann es auch zu einer übermäßig starken Abhängigkeit von der Mutter kommen. Das Kind kann Widerwillen gegen die ›kastrierte‹ Frau empfinden, oder aber beides hält sich die Waage. Dies wiederum kann später einmal dazu führen, daß der Sohn als Erwachsener Frauen aus dem Weg geht und lieber Junggeselle bleibt oder homosexuell wird. All das ist unbewußt in dem Jungen vorhanden. In den frühen Kindheitsjahren wird er für sein späteres Leben geprägt. Durch einschneidende Ereignisse können die bis dahin ruhenden Eigenschaften reaktiviert werden und mit seiner Sexualität in Widerstreit geraten, wenn der Sohn sich in der Pubertät befindet und dann erwachsen wird.

Das Mädchen durchläuft laut Freud eine ganz andere Entwicklung. Da es keinen Penis hat, braucht es auch nicht zu befürchten, ihn einzubüßen. Das Mädchen beneidet die Jungen. Der Kastrationskomplex entfällt. Es kommt zum Penisneid. Sie kann die Jungen zu übertreffen suchen, und wenn sie diese Einstellung beibehält, wird sie möglicherweise lesbisch. Um diesen Mangel auszugleichen, kann sie laut Freud aber auch versuchen, ein ›ganz normales weibliches Wesen‹ zu entwickeln – passiv, nachgiebig und abhängig zu sein. Das Mädchen hat sich möglicherweise auch mit dem Problem herumzuschlagen, daß es seiner Mutter zürnt, weil sie ihm eine so unvollkommene Gestalt verliehen hat. In dieser Einstellung hat laut Freud der Elektrakomplex seinen Ursprung, und das Mädchen versucht, beim Vater die Stelle der Mutter einzunehmen. Alle diese Gefühle werden natürlich unterdrückt, da Menschen, die sie mit glühendem Eifer zur Schau stellen, sich der Rückkehr ins Bewußte widersetzen. Nach den Freudianern ist das auch der Grund, warum seine Ideen so sonderbar und abstoßend erscheinen und von vielen Leuten abgelehnt werden. Es ist eine schwierige, aber reizvolle Aufgabe, zwischen dem zu unterscheiden, was abgelehnt wird, weil es sich im Unterbewußtsein abspielt, und dem, was abgelehnt wird, weil es unwahr ist.

Basierend auf der mutmaßlichen Minderwertigkeit der Frauen und der Annahme, daß der ursprüngliche Prototyp des Menschen der Mann ist, begann Freud Theorien über den Sexualtrieb der Frauen zu entwickeln, die wiederum die Haltung ganzer Kulturepochen bewirkten, unter der Joan so viele

Jahre später noch zu leiden hatte. In Freuds Augen war die Klitoris ein hervortretendes ›männliches‹ Organ, die Andeutung eines kleinen Penis. Da die Klitoris leichter zugänglich ist als die Vagina, entdecken kleine Mädchen, die ihren Körper erforschen und an sich herumspielen, diese natürlich zuerst. Freud hat die Theorie aufgestellt, daß das Mädchen, wenn es heranwächst und zur Frau wird, die kindliche Freude an der Klitoris fallenlassen und die Lustgefühle ganz auf die Vagina übertragen muß. (Die Vagina ist ein aufnahmebereites Organ, und von Frauen wird erwartet, daß sie die Empfangenden sind.) So entstand der Ausdruck ›klitoral-vaginale Übertragungstheorie‹.

Eine ganze Reihe der von Freud aufgestellten Behauptungen wird heute als gültig erachtet. Freud gilt in der Tat als einer der kreativsten Giganten aller Zeiten, und das aus gutem Grund. Es ist leicht, große Männer zu kritisieren, wenn man auf ihren Schultern steht, um einen Blick in die Zukunft zu tun. Das ist nicht unsere Absicht. Tatsache ist jedoch auch, daß Freud trotz seiner großen Errungenschaften sich in manchem geirrt hat. Ursache dieser Irrtümer sind die Grenzen seiner Forschungsmethoden und seines eigenen Bewußtseins. Sowie die Tatsache, daß eine ganze Reihe von Erkenntnissen auf dem Gebiet der Sozialpsychologie und der Anthropologie, die Freuds Anhänger und Nachfolger beeinflussen sollten, noch in weiter Ferne lagen.

Viele seiner Jünger vergaßen ganz, daß Freud sich selbst über die Grenzen seines Verständnisses im klaren war, wenn es um die weibliche Sexualität ging. Er gab der Hoffnung Ausdruck, weibliche Psychoanalytiker möchten eines Tages mehr Licht in diesen Bereich bringen. Er sagte: »Wenn man mehr über die Weiblichkeit wissen will, muß man auf eigene Erfahrungen zurückgreifen, sich an die Dichter wenden oder warten, bis die Wissenschaft so weit ist, daß sie einem tiefergehende und zusammenhängendere Erkenntnisse vermitteln kann.«[5]

Wie alle Menschen, so wurde auch Freud von seinem Unbewußten beeinflußt, was zum Teil auf seine besonderen Lebensumstände und seine Familie zurückzuführen ist, zum Teil aber auch auf die patriarchalische Gesellschaftsform, in der er aufwuchs. Zu seiner Zeit war es viel eher zulässig, über den

Mann als geschlechtliches Wesen zu sprechen als über den Geschlechtstrieb der Frau.

Freuds revolutionäre Theorien und seine Irrtümer waren zum Teil die Auswirkungen seiner wissenschaftlichen Forschungsmethoden. Er schrieb, die Prinzipien der Psychoanalyse basierten sowohl auf seinen persönlichen als auch auf seinen klinischen Erfahrungen, das heißt, auf der Erforschung seiner eigenen Gedanken und Gefühle, also auf Selbstbeobachtung sowie auch auf der Beobachtung seiner Patienten und der Deutung ihrer Verhaltensweisen. Er vertrat die Ansicht, keiner, der nicht ähnliche Beobachtungen gemacht habe, sei in der Lage, seine Theorien zu beurteilen. Diese Ansicht vertreten auch heute noch viele Neofreudianer.

Freuds Theorien basierten auf einer relativ kleinen Anzahl von Privatpatienten, die er eingehend studierte und die wegen ihres Interesses an dieser neuen Art der Therapie, und weil sie es sich spielend leisten konnten, kaum repräsentativ für die damalige Wiener Gesellschaft waren, ganz zu schweigen vom Rest der Menschheit. Die Anthropologin Margaret Mead dagegen untersuchte das Triebleben von ganz gewöhnlichen Leuten aller möglichen Gesellschaftsschichten verschiedener Völker und lehrte uns die wichtige Lektion, daß andere Kulturen die Dinge ganz anders handhaben. Sie lehrte uns, daß es engstirnig sei, anzunehmen, nur so, wie wir es machten, sei es richtig.

Freud und seine Anhänger übten kaum Kritik an der damals herrschenden Gesellschaftsordnung und akzeptierten die viktorianische Auffassung von der Überlegenheit des Mannes. Trotzdem zog ihre Lehre von Anfang an auch fähige und äußerst produktive Frauen an. Einige leisteten wichtige Beiträge, aber nur eine aus der ganzen Schar wagte es, den Patriarchen herauszufordern. Den anderen gelang es irgendwie, ihre sexuellen Erfahrungen und die ihrer Patientinnen in die Form zu pressen, die Freud bildlich gesprochen für sie gegossen hatte.

Die große Ausnahme war die Ärztin Karen Horney. Schon im Jahre 1924 begann sie Einwände gegen Freuds Behauptungen zu erheben. Freud war zwar bereit, zuzugeben, daß sein Wissen um die Sexualität der Frau möglicherweise begrenzt sei, doch reagierte er auf Widerspruch nicht gerade freundlich. Bis 1938 ließ er sich Karen Horneys Einwände noch gefallen, doch dann verkündete er: »Eine Psychoanalytikerin, die nicht hinreichend von ihrer Sehnsucht nach einem Penis überzeugt ist, mißt diesem Faktor auch bei ihren Patientinnen nicht die ihm zukommende Bedeutung bei.«[6]

Was brachte ihn zu einem solchen Vorwurf? Karen Horney hatte Mitte der zwanziger Jahre begonnen, sich mit der Psyche der Frau zu befassen und sich wegen einer ganzen Anzahl von Fragen mit Freud in Verbindung gesetzt. Im Gegensatz zu Freud sah sie jedoch auch, welchen Einfluß die Kultur hatte, die damals die Frauen zwang, sich den Wünschen der Männer zu fügen und diese Anpassung als ihrem Wesen gemäß zu verstehen. Die Fähigkeit der Frauen, Kinder zu gebären, war für sie der Beweis für die physiologische Überlegenheit der Frau. Sie sprach von dem Neid, der den Mann erfüllte, weil er diese Funktion nicht ausüben konnte. Sie zog auch in Erwägung, den Beweis zu erbringen, daß die Vagina genau wie die Klitoris im kindlichen Genitalbereich eine Rolle spielt. In einer Abhandlung aus dem Jahre 1926 schloß sie folgendermaßen:
…mein Hauptanliegen war es, eine mögliche Fehlerquelle aufzudecken, die sich aus dem Geschlecht des Beobachters ergibt und dadurch einen Schritt nach vorn zu tun… um die Subjektivität des männlichen oder weiblichen Standpunktes zu überwinden…[7]

Karen Horney floh vor Hitler in die Vereinigten Staaten, obwohl sie keine Jüdin war. Dort wurde sie in ihrer Neigung, alles im kulturellen Zusammenhang zu sehen, sehr durch die Arbeiten der Kulturanthropologen Ruth Benedict und Margaret Mead bestärkt sowie auch durch den Psychiater Harry Stack Sullivan. Karen Horney begann die Neurosen als ein Zusammenspiel von biologischen und gesellschaftlichen Faktoren zu betrachten. Ihre Überzeugung von der großen Bedeutung der kulturellen Gegebenheiten sowie ihre Weigerung, die Anatomie als Schicksal zu sehen, deckte sich mit der Pionierarbeit, die Margaret Mead geleistet hatte. Karen Horney war vertraut mit der amerikanischen Psychologie, die den wichtigen Effekt des Lernens betonte und ihr eine Erklärung für die kulturellen Unterschiede bot, die sie beobachtet hatte. Margaret Mead kam zu dem Schluß, die Fähigkeit zum Orgasmus sei eine angelernte Reaktion, zu der ein Kulturkreis den Frauen verhalf oder auch nicht. Die Mundugumor, ein Stamm auf Neuguinea zum Beispiel, glauben an den Orgasmus der Frau, während ihre Nachbarn, die Arapesch, nicht daran glauben. Die Frauen der Mundugumor sind stark orgastisch veranlagt, die Frauen der Arapesch zum größten Teil anorgastisch. Die Fähigkeit zum Orgasmus schließt eine ganze Reihe von kulturell errungenen Reaktionen ein. Um diese angeborene wesensgemäße Fähigkeit entwickeln zu können, muß die Frau über die physischen Aspekte ihrer Erregbarkeit informiert sein und auch entsprechend stimuliert werden. Nur bei Gesellschaftsformen bzw. in Kulturkreisen, in denen man wirksame Techniken lehrt, erreichen die Frauen den Höhepunkt. (Dies ist ein überzeugendes Argument für die Veröffentlichung ›neuer‹ Informationen in diesem Buch im Hinblick auf Körperstellen, bei deren Berührung die Erregung am schnellsten aufflammt.)

Erst in den fünfziger Jahren begann der Biologe Alfred Kinsey, Doktor der Philosophie, die sexuellen Gewohnheiten der Männer und Frauen in unserem eigenen Kulturkreis durch die quantitative Methode zu erforschen. Dadurch wurde uns zum erstenmal klar, wie vielfältig sexuelle Verhaltensweisen sein können, selbst innerhalb unseres Kulturkreises. Kinseys Arbeit bewirkte, daß Freuds Theorie von der Übertragung des Erregungszentrums von der Klitoris auf die Vagina offiziell in Frage gestellt wurde. Natürlich gab es Millionen von Frauen, denen die Klitoris Vergnügen bereitet hatte, aber sie hatten in der Öffentlichkeit nicht viel darüber verlauten lassen.

Die Wissenschaft kann keine Fortschritte machen ohne die Anwendung quantitativer Methoden. Um bei unseren Beobachtungen unvoreingenommen und objektiv bleiben zu können, müssen wir eine große Anzahl von Menschen befragen und testen. Das gilt auch für eine so intime Wissenschaft wie die Sexualwissenschaft. Kinsey ist nicht nur nach der quantitativen Methode vorgegangen, er hat auch die Statistik erfolgreich mit der gleichen Präzision in den Dienst der menschlichen Sexualität gestellt, mit der er seine vorherigen wissenschaftlichen Bestrebungen anging. Freud wußte nicht so richtig, wie man sich Statistiken zunutze machte oder wie man Versuche mit Menschen durchführte.

Einige seiner gravierendsten Irrtümer sind darauf zurückzuführen, daß er es unterlassen hat, seine Theorien mittels dieser Methoden einer Prüfung zu unterziehen.

Freud hat zum Beispiel zeitweilig geglaubt, das Benutzen eines Kondoms beim Geschlechtsverkehr sei die unmittelbare Ursache dessen, was er ›faktische Neurose‹ nannte. Doch er hat nie Paare beobachtet, die ähnliche Probleme hatten und keine Kondome benutzten. Edward Brecher, Fachwissenschaftler für Sexualgeschichte, bemerkte: »Statistiken können gelegentlich irren. Doch wer Statistiken gänzlich umgeht, irrt sehr häufig.«[8]

Kinsey hielt sehr viel von strukturierten Interviews und entwickelte diese Kunst in höchstem Maße. Auch lehrte er seine getreuen Mitarbeiter, wie sie die Leute zu interviewen hatten, wie sie die Fragen auf den Einzelfall beziehungsweise die Lebensumstände der Befragten abzustimmen hatten und worauf sie achten mußten. Einer der von ihm Befragten schrieb später: »Meine Frau und ich... hatten beide den gleichen Eindruck von großem fachlichem Können. Als wir hinterher unsere Notizen verglichen, mußten wir übereinstimmend sagen, daß Dr. Pomeroys klare Aufrichtigkeit uns gegenüber in uns das fast zwanghafte Bedürfnis ausgelöst hatte, ihm gegenüber ebenfalls ganz aufrichtig zu sein. [Dr. Pomeroy war Kinseys Kollege und Mitarbeiter.] Was wir nicht beantwortet haben, ist lediglich darauf zurückzuführen, daß unserem Gedächtnis Grenzen gesetzt sind.«[9] Es war eine ungeheure Aufgabe, und auf Kinsey selbst ruhte die größte Last. Er hatte mehr als 7000 von den etwa 17 000 Fällen selbst gesammelt, die zum Zeitpunkt seines Todes ausgewertet waren.

Aus diesen Gesprächen haben wir sehr viel über das menschliche Sexualverhalten erfahren. Diese Gespräche waren viel umfassender als alle bisherigen. Bei einer Vorlesung in der New Yorker Academy of Medicine im Jahre 1955 war der Saal bis auf den letzten Platz mit den renommiertesten Mitgliedern des Ärztestandes gefüllt, die Kinsey kurz vor seinem Tode über die große Vielfalt männlichen und weiblichen Sexualverhaltens sprechen hörten. Es folgten hitzige Debatten über die Zuverlässigkeit von Kinseys Daten. Den Viktorianern wurde sozusagen der Boden unter den Füßen weggezogen, als sich herausstellte, daß mehr Menschen Freude an den unterschiedlichsten Formen des Geschlechtsverkehrs hatten – dazu gehörte auch Masturbation, Homosexualität, Analverkehr und vor allem außerehelicher Sex –, als die Gesellschaft willens war, öffentlich einzugestehen. Also machten sie Zweifel an der Genauigkeit von Kinseys Untersuchungen geltend. Sie hielten sie nicht für repräsentativ.

Doch im Laufe der Zeit wurde allgemein anerkannt, daß seine Daten zwar nicht in jeder Hinsicht Gültigkeit hatten, jedoch die allerzuverlässigsten waren, die zur Verfügung standen. Die Fakten wurden eher heruntergespielt als übertrieben. Durch die Ergebnisse von Kinseys Untersuchungen gelangte vieles zum erstenmal an die Öffentlichkeit, worüber bis dahin höchstens hinter verschlossenen Türen geflüstert worden war. Sicher war auch so manches überhaupt noch nicht zur Sprache gekommen.

Wie Freud und alle anderen großen Pioniere hat auch Kinsey zuweilen geirrt. Ein Irrtum hat eine direkte Auswirkung auf unser derzeitiges Dilemma und erwuchs aus seinem Wunsch, als Wissenschaftler so objektiv wie möglich zu sein. Bei einem besonderen Versuchs- und Forschungsprojekt, das vom Kinsey Institute ausging, wollte man feststellen, welche Stellen der weiblichen Genitalien besonders empfindlich und am leichtesten zu stimulieren sind. Drei Gynäkologen und zwei Gynäkologinnen testeten über 800 Frauen, die sie an sechzehn Stellen berührten, zu denen auch die Klitoris, die großen und die kleinen Schamlippen, das Scheidenepithel und der Muttermund gehörten.[10] Sie wollten die Frauen nicht direkt berühren, weil sie das nicht mehr als unpersönliches und wissenschaftliches Vorgehen betrachtet hätten. Daher benutzten sie ein Gerät, das einem Ohrenstäbchen ähnelt.[11] Inzwischen wissen wir, daß die hochempfindlichen Stellen in der Vagina nur auf festen Druck, nicht aber auf eine sanfte Berührung reagieren. Daher kam das Forscherteam Kinseys zu dem Schluß, daß nur die Klitoris sexuell erregbar ist, die Vagina hingegen nicht.

Durch den Fortschritt der Wissenschaft ermutigt, den Kinsey durch seine Pionierarbeit zu verzeichnen hatte, unternahmen Masters und Johnson auch noch den letzten mutigen Schritt und beschlossen, Sex unmittelbar im Labor zu beobachten und dann über ihre Feststellungen zu berichten.

Die wissenschaftliche Forschung verlangt nicht nur eine große Anzahl von Beispielen und genaue Aufzeichnungen über die Ergebnisse, sondern auch unmittelbare Beobachtungen. Aristoteles glaubte zum Beispiel, daß ein Gewicht, das zehnmal so schwer sei wie ein anderes, auch zehnmal so schnell fallen würde. Es geht das Gerücht, daß viele hundert Jahre später Galilei die These des Aristoteles in die Tat umsetzte, indem er zwei Gegenstände von entsprechendem Gewicht vom Schiefen Turm von Pisa warf. Er demonstrierte damit, daß Gegenstände von unterschiedlichem Gewicht gleichzeitig auf dem Boden aufschlagen.

Erst mit Hilfe der Berichte von Masters und Johnson über ihre eigenen Beobachtungen von Masturbation und Geschlechtsverkehr gewannen wir Klarheit über die Vorgänge im menschlichen Körper infolge sexueller Erregung. Zum besseren Verständnis unterteilten sie den sexuellen Reaktionszyklus in vier Phasen: Erregung, Plateau, Orgasmus, Auflösung.

Während der Erregungsphase ist die erste physiologische Reaktion der Frau die Befeuchtung der Vagina, die des Mannes die Erektion des Penis. Zu der Befeuchtung wie zu der Erektion kommt es durch gesteigerte Blutzufuhr, die wiederum die Verstopfung des umliegenden Gewebes bewirkt. Während dieser Phase schwellen auch die Brustwarzen vieler Frauen und auch mancher Männer an.

Während der Plateauphase (einem gesteigerten fortgeschrittenen Erregungszustand) schwillt das Gewebe des äußeren Drittels der Vagina an. Der Durchmesser der Öffnung verringert sich, wodurch der Penis festgehalten wird. Bei den Männern schwellen die Hoden an und werden zum Beckenboden hochgezogen. Die Klitoris tritt zurück, zieht sich vom Eingang der Vagina zurück und ist nicht mehr so leicht zu finden. Die Muskelspannung nimmt bei Mann und Frau zu.

Während der Orgasmusphase kommt es bei den Frauen zu einer Reihe rhythmischer Kontraktionen der ›orgastischen Plattform‹, im äußeren Drittel der Vagina, im umliegenden Gewebe und der sie umgebenden Muskulatur. Es handelt sich um Muskelkontraktionen, die zunächst im Abstand von etwa vier Fünfteln einer Sekunde auftreten. Dann werden die Abstände größer, die Intensität der Kontraktionen nimmt ab. Laut

Masters und Johnson kommt es bei einem intensiven Orgasmus zu acht bis zwölf Kontraktionen, bei einem schwächeren nur zu drei bis fünf. Objektiv betrachtet beginnt der Orgasmus mit dem ersten Muskelkrampf. Es kommt auch zu rhythmischen Kontraktionen des Uterus. Bei Männern erfolgt eine ähnliche Reaktion. Hinzu kommt noch ein komplexer Vorgang, der für gewöhnlich zur Ejakulation führt. Darüber berichten Masters und Johnson in allen Einzelheiten, doch nur im Zusammenhang mit Männern. Bei Männern und Frauen kommt es beim Orgasmus auch im übrigen Körper zu Veränderungen. Der Puls wird rascher, der Blutdruck steigt, die Atmung ist beschleunigt. Überall im Körper können sich Muskeln zusammenziehen und dann wieder entspannen. Manchmal kommt es auch zu einer Rötung der Haut.

Im vierten und letzten Stadium, der Phase der Auflösung, erreichen die Organe allmählich wieder den ursprünglichen Zustand. Die Auflösungsphase ist nach einem einzelnen Orgasmus am kürzesten, nach mehreren Orgasmen etwas länger. Noch länger dauert sie, wenn es im Anschluß an die Erregung und die Plateaustadien nicht zum Orgasmus gekommen ist.

Wieder gab es ein Problem bei der Forschungsmethodologie, einen Irrtum, der aus den Mängeln von Kinseys Studien resultierte und unmittelbar zu dem Dilemma führte, mit dem wir es zu tun haben. Aufgrund von Kinseys Vorarbeit nahmen Masters und Johnson an, daß das Stimulieren der Klitoris und die Fähigkeit, bis zum Orgasmus zu masturbieren, das untrügliche Kennzeichen der normalen weiblichen Reaktion beim Sex sei. Daher wählten sie die Personen zu Forschungszwecken auch nach diesem Kriterium aus. Sie mußten fähig sein, zu masturbieren, bis sie zum Orgasmus gelangten. Jetzt wissen wir, daß sie dabei nicht auf Frauen gestoßen sind, die anders reagieren.

Das mag auch der Grund sein, warum Masters und Johnson ihren Standpunkt bei dem anhaltenden Streit immer weiter vertraten, bei dem es um den klitoralen und den vaginalen Orgasmus ging. Laut Masters und Johnson schließen alle weiblichen Orgasmen die Klitoris ein und sind in physiologischer Hinsicht nicht zu unterscheiden. Sie waren der Auffassung, jeder wahrnehmbare Unterschied müsse rein subjektiv sein, weil es bei jedem weiblichen Orgasmus zum Kontakt mit anderen Teilen des weiblichen Introitus (Öffnung der Vagina) kommt. Dadurch wird Reibung zwischen der Klitoris und der eigenen Kappe erzeugt. Die Reibung, zu der es beim Masturbieren kommt, ist auch beim Geschlechtsverkehr möglich.

Wir möchten daran erinnern, daß Freud der Ansicht war, es gäbe zwei Arten des Orgasmus. Der eine rühre von einer Stimulierung der Klitoris her (in seinen Augen männlich und unreif), der andere von dem Eindringen in die Vagina (in seinen Augen reif und weiblich). Einige Anhänger seiner Lehre vertraten diesen Standpunkt bis zum Extrem, indem sie jede Frau, die nur über die Klitoris zu einem Orgasmus gelangen konnte, frigide und neurotisch nannten. Ein bekannter Geburtshelfer riet tatsächlich einer größeren Anzahl von Männern, unbedingt immer mit dem Penis in ihre Frauen einzudringen, damit sie nicht immer nur mit ihrer Klitoris liebäugeln. Im Gegensatz dazu folgte auf die Erkenntnisse von Masters und Johnson eine Flut von Schriften, in denen die Vorzüge der Klitoris in den Himmel gehoben wurden. Verschiedene Gruppen Unzufriedener innerhalb der Frauenbewegung machten sich das in manchen ihrer Werke zunutze und stellten die Frage, warum eine heterosexuelle Frau überhaupt noch Geschlechtsverkehr haben sollte, wenn es ihr nicht um die Fortpflanzung ging. Jede Frau und jeder Mann, der persönlich nur mit einer Methode Erfahrung hatte – mit welcher auch immer –, konnte die Erfahrungen und subjektiven Auffassungen zu logischen, aber widersprüchlichen Extremen führen. Aber was ist mit den Frauen, die weiterhin beides erlebten?

Angesichts der Feststellung Freuds, daß klinische Beobachtungen erst dann einen Wert haben, wenn man sie im Licht persönlicher Erfahrung sieht, erscheint es angebracht, einen Bericht von weiblichen Bioenergetikanalytikern in Augenschein zu nehmen, der erst kürzlich erschienen ist. Die bioenergetische Analyse wurde von Alexander Lowen, einem Arzt, begründet. Es handelt sich dabei um eine neofreudsche körperorientierte Therapie, die aus der klinischen Arbeit von Freuds Schüler Wilhelm Reich erwachsen ist. Im Unterschied zu den meisten psychotherapeutischen Methoden arbeitet man bei der bioenergetischen Analyse direkt mit der Atmung und Muskelspannung sowie mit Worten. Menschen, die sich dieser

Therapie unterziehen, können sich hinlegen (eine passive Haltung, die der freien Assoziation und der Phantasie dienlich ist). Sie können aber auch sitzen (das erleichtert das Gespräch mit dem Therapeuten) oder stehen (eine erwachsenere, selbstsicherere und nachdrücklichere Haltung). Obwohl Sexualwissenschaftler die Begriffe *Klimax* und *Orgasmus* zumeist für austauschbar halten, so machen die Bioenergetikanalytiker hier einen deutlichen Unterschied. *Klimax* beinhaltet für sie Muskelkontraktionen im Bereich der Genitalien, mit dem Begriff *Orgasmus* verbinden sie Kontraktionen, die sich auf den ganzen Körper erstrecken.

Im Jahre 1975 kamen bei einer Konferenz des Institute for Bioenergetic Analysis die Frauen erstmalig getrennt von ihren männlichen Kollegen zusammen. Da erst wurde manchen klar, daß sie in all den Jahren persönlicher und leitender Therapie Männern gegenüber niemals eindeutig ihrem Gefühl als Frau Ausdruck gegeben hatten. Wenn auch bei ihren Meetings viele Fragen aufs Tapet gebracht wurden, so war man doch kaum je zu einer Schlußfolgerung gelangt, und die Frauen hatten es immer vermieden, preiszugeben, was sie dachten und empfanden. Das ist nicht weiter verwunderlich, denn sie gehörten alle einer Berufssparte an, in der die Männer regierten. Da gab es eine Menge unausgesprochener Regeln, die keinen Zweifel daran ließen, wie sie sich zu verhalten hatten.

Wenn die Frauen ihre Ansichten voreinander nicht öffentlich zum Ausdruck bringen konnten, so war ihnen das vielleicht privat und schriftlich möglich. Also beschlossen Alice und Harold Ladas, einen anonymen Fragebogen zu verschicken. Der zweite Grund war, daß sie anhand dieses Fragebogens feststellen wollten, ob dadurch Unterschiede zwischen der bioenergetischen Theorie (etwa 1977) und den tatsächlichen Überzeugungen, Praktiken und Erfahrungen der damit befaßten Frauen auftreten würden. Etwas Ähnliches hatte Karen Horney in den zwanziger Jahren versucht. Da alles, was es bisher über bioenergetische Analyse an Schriften und Vorlesungen gab, von Männern verfaßt worden war und auf klinischer Beobachtung und philosophischen Spekulationen beruhte, schien es langsam an der Zeit zu sein, sich um eine objektive Bestätigung der Thesen von den Frauen selbst zu bemühen.

Die schützende Anonymität des Fragebogens gab den Bioenergetikanalytikerinnen die Chance, vieles über ihre persönlichen und beruflichen Erfahrungen preiszugeben und frei und offen über das zu sprechen, was sie in der Theorie bejahten und was sie ablehnten. Fast 70 Prozent der 198 Frauen schickten ihre Fragebogen wieder ein. Bei der wichtigsten theoretischen Nichtübereinstimmung und Meinungsverschiedenheit ging es um die Bedeutung der Klitoris. Dieses Wort war bei ihren Meetings nicht gefallen – möglicherweise, weil man die Frauen gelehrt hatte, ihre Freude an der Klitoris nicht zuzugeben, wenn sie als reife Menschen gelten wollten.

Laut Freud waren nur Menschen, die am eigenen Leibe die analytische Methode erfahren und andere analysiert hatten, in der Lage, seine Theorien zu beurteilen. Die Bioenergetikanalytikerinnen waren die erste Gruppe von Medizinern in der Geschichte der Medizin, die Freuds Kriterien entsprachen und auch nach ihren Ansichten gefragt wurden. Auch einem anderen Kriterium Freuds entsprachen sie – ihre Analysen sollten von Erfolg gekrönt sein. Über 80 Prozent der Therapeutinnen dieser wissenschaftlichen Arbeit berichteten, daß ihnen die Therapie auf manche Weise geholfen habe. Ein formelles Trainingsprogramm macht den Erfolg ihrer Analysen und ihre subjektive Selbsteinschätzung noch glaubhafter. 81 Prozent berichteten von dem Erreichen des Orgasmus beim Geschlechtsverkehr. Doch 87 Prozent waren nicht mit der Behauptung einverstanden, das Stimulieren der Klitoris beim Geschlechtsverkehr – ob nun direkt oder indirekt – sei für die reife Frau ohne Bedeutung.[12]

Die wichtigste Schlußfolgerung aus dieser Befragung stellt Freuds Theorie der klitoral-vaginalen Übertragung in Frage. Die Frauen, die den Fragebogen ausgefüllt zurückschickten, würden es vorziehen, von der Klitoris nicht zugunsten der Vagina abzulassen, sondern statt dessen die Freude an der Stimulierung der Klitoris zusätzlich zu den Lustgefühlen, die ihnen die Vagina vermittelte, zu genießen!

Ein anderer bedeutsamer Unterschied betraf die Berichte der Frauen über mehrere Höhepunkte. Laut Lowen sind mehrere Höhepunkte keine echten Orgasmen, sondern nur oberflächliche Reaktionen im Genitalbereich. Und doch nannte die Mehrzahl dieser Frauen die Vielzahl der Höhepunkte ›dem Wesen nach orgastisch‹ – im Gegensatz zur offiziellen Doktrin.

Wie erklären sich diese einander widersprechenden Thesen? Da haben wir nun eine Gruppe von Therapeutinnen, von denen viele selbst erlebt haben, was es bedeutet, einen ›vaginalen‹ Orgasmus zu haben, der sich vor allem in der Vagina abspielt – und doch beharrt diese Gruppe von Ärztinnen darauf, daß auch die Klitoris wichtig ist, daß es ein Lustgewinn ist, wenn die Klitoris beim Geschlechtsverkehr stimuliert wird, daß der klitorale Orgasmus eine befriedigende Erleichterung bedeutet und daß ihre Partner ihnen dazu verhelfen sollten, wenn sie den Wunsch danach äußern.

Die Ansichten der Therapeutinnen bei dieser Befragung unterstrichen die Überzeugungen der Freudianer und Neofreudianer hinsichtlich der Existenz des vaginalen Orgasmus, doch ebenso die Thesen der Sexualforscher hinsichtlich der Annehmlichkeit klitoraler Stimulierung. Der Großteil der Befragten bestätigte jedoch Masters und Johnsons Auffassung nicht, die besagt, daß *alle* Orgasmen die Klitoris einschließen. So zeigt es sich also wieder einmal, daß Entweder-oder-Streitfragen unserem Bedürfnis nach einfachen Antworten entgegenkommen, dabei aber selten dem Wesen der Realität gerecht werden.

Drei Jahre später, also 1980, legte Alice Ladas die Ergebnisse dieser Umfrage der Society for the Scientific Study of Sex (SSSS) anläßlich deren Jahresversammlung vor. Obwohl die Auswertung überschrieben war ›Freud Through Hite All Partly Right‹ (Von Freud bis Hite haben alle teilweise recht), bewies sie auch, worin sie irrten. Bei dieser Tagung erfuhr Alice Ladas auch zum erstenmal von der Arbeit von John Perry und Beverly Whipple. Neue Perspektiven eröffneten sich, als sich herausstellte, daß es viele Gemeinsamkeiten gab.

John Perry und Beverly Whipple wechselten sich am Rednerpult ab. Keiner sprach länger als fünf Minuten hintereinander. Sie eröffneten den Konferenzteilnehmern folgendes:

■ Es gibt eine Stelle in der Vagina, die äußerst empfindlich auf festen Druck reagiert. Sie liegt in die Vorderwand der Vagina eingebettet, etwa fünf Zentimeter vom Scheideneingang

31

entfernt. Sie nannten diese Stelle den Gräfenberg-Punkt – nach Dr. Ernst Gräfenberg, dem ersten modernen Arzt, der darauf hingewiesen hat.

- Sie hatten diese Stelle bei jeder Frau entdeckt, die sie daraufhin untersuchten.

- Wenn er hinreichend stimuliert wird, schwillt der Gräfenberg-Punkt an, was dann bei vielen Frauen zum Orgasmus führt.

- Beim Orgasmus stoßen viele Frauen eine Flüssigkeit durch die Harnröhre aus, die chemisch der männlichen Ejakulation ähnelt, jedoch keine Spermien enthält.

- Im Anschluß an die Stimulierung des G-Punktes haben Frauen oft eine ganze Reihe von Orgasmen.

- Für viele Frauen ist es schwierig, den G-Punkt in der Normalposition richtig zu stimulieren. Bei anderen Positionen ist das leichter.

- Bei manchen Frauen läßt die Stimulierung des G-Punktes sehr zu wünschen übrig, wenn sie zwecks Geburtenkontrolle ein Pessar benutzen.

- Viele Frauen schämen sich ihres Ergusses, weil sie zu urinieren glauben. Auch ihre Partner sind oft dieser Ansicht und machen ihr dann Vorwürfe. Daher bemühen sich viele Frauen, den Orgasmus zu unterdrücken.

- Die Stärke des Pubococcygeus-Muskels der Frau steht in direktem Zusammenhang mit dem Erreichen des Orgasmus beim Geschlechtsverkehr.

- Frauen können lernen, ihren Pubococcygeus-Muskel zu kräftigen oder zu entspannen, wenn sie unter zu starker Anspannung stehen.

- Wenn Männer die Stärke ihres Pubococcygeus-Muskels kräftigen und steigern, können auch sie lernen, mehrere Orgasmen zu haben und den Orgasmus von der Ejakulation zu trennen.

- Bei Frauen wie auch bei Männern gibt es mehrere Arten des Orgasmus. Bei Frauen den durch die Klitoris ausgelösten Vulva-Orgasmus, den durch Geschlechtsverkehr ausgelösten Uterus-Orgasmus und eine Kombination von beiden. Bei Männern wird der Orgasmus entweder durch den Penis oder durch die Prostata ausgelöst.

Unter den Fachleuten, die an der Tagung teilnahmen, waren auch Kinseys Kollegen Wardell Pomeroy, Doktor der Philosophie, Mary Calderone, Ärztin und leitende Direktorin des Sex Information and Education Council of the United States (SIECUS), und viele andere namhafte Pioniere auf dem Gebiet der menschlichen Sexualität.

Obwohl John Perry und Beverly Whipple ihre Forschungsergebnisse hier nicht zum erstenmal vorgetragen hatten, war dies ein historischer Augenblick für die Sexualforschung und ein erfreulicher Kontrast zu der spannungsgeladenen Atmosphäre voller Unstimmigkeiten, die bei früheren Tagungen der Gesellschaft geherrscht hatte. Im Jahre 1957 hatte SSSS eine Debatte zwischen Albert Ellis, Doktor der Philosophie, dem Begründer der rational-gefühlserregenden Therapie, und dem Arzt Alexander Lowen gefördert: Ellis sprach über den ›Mythos vom vaginalen Orgasmus‹, während Lowen behauptete, der klitorale Orgasmus stelle eine Form von orgastischer Impotenz bei der Frau dar. Bei der Zusammenkunft im Jahre 1980 fehlte diese Gegenüberstellung ganz. Ebenso fehlten die Ängste, die im Jahre 1958 die Vorführung eines sexuell sehr deutlichen Films über die frühen Erkenntnisse von Masters und Johnson ausgelöst hatte. Unter den ersten Filmen dieser Art war dieser sehr eindrucksvoll – denn er schien auf überzeugende Weise zu demonstrieren, daß bei allen Orgasmen die Klitoris mitcinbezogen ist und sie physiologisch gesehen alle gleich sind. Während der Vorführung wurde ständig überprüft, ob sich auch kein Außenstehender eingeschlichen hatte, um etwas auszuspionieren oder seine pornographischen Gelüste zu befriedigen. Doch bei dem Film, den John Perry und Beverly Whipple zwecks Unterstützung ihrer Thesen zeigten, machte sich in dieser Beziehung niemand mehr Sorgen.

Als Martin Weisberg, Gynäkologe am Thomas Jefferson University Hospital in Philadelphia, von den Untersuchungsergebnissen von John Perry und Beverly Whipple erfuhr, meinte er: »Himmel, ich habe mein halbes Leben damit verbracht, weibliche Fortpflanzungsorgane zu untersuchen, zu zerschneiden, zusammenzunähen, zu entfernen und zu operieren. Es gibt keine Prostata bei der Frau und ebensowenig auch eine Ejakulation.«

Doch ein paar Stunden später, nachdem er den Film gesehen und mit einer der Versuchspersonen gesprochen hatte, mußte er seine Meinung revidieren. Er hatte auch selbst eine Untersuchung vorgenommen.

Vulva und Vagina waren normal, ohne anomale oder krankhafte Knoten bzw. Stellen. Die Urethra war normal. Alles war normal. Ihr Partner stimulierte sie, indem er zwei Finger in die Vagina einführte und die Urethra (Harnröhre) entlangstrich. Zu unserer Verwunderung begann die Stelle anzuschwellen. Schließlich wurde sie zu einem festen Oval von etwa 1 x 2 cm, die sich deutlich von der restlichen Vagina abhob. Kurz darauf schien die Versuchsperson den Valsavaversuch machen zu wollen (Haltung, als wolle man den Darm entleeren), und schon Sekunden später kam eine milchige Flüssigkeit aus der Urethra geschossen. Um Urin handelte es sich offensichtlich nicht. Wenn die chemische Analyse der Forschungsergebnisse stimmt, kommt die Zusammensetzung jener der Prostataflüssigkeit am nächsten...

Ich war völlig konsterniert. Ich habe mit mehreren Anatomen darüber gesprochen, die mich einhellig für verrückt erklärt haben. Doch meine Patientinnen hielten mich nicht für verrückt. Einige haben mir erzählt, daß sie einen Erguß haben. Manche wissen von der erogenen Zone um die Harnröhre. Und jede, die nach Hause ging, um einen Versuch anzustellen, hat den Gräfenberg-Punkt gefunden.

Ich kann mir das immer noch nicht erklären, ich kann jedoch die Tatsache bezeugen, daß es den Gräfenberg-Punkt und eine Ejakulation bei der Frau gibt.

Ich bin davon überzeugt, daß die Dozenten der medizinischen Fakultät später einmal Witze darüber reißen werden, daß die medizinische Gesellschaft erst 1980 die Tatsache anerkannte, daß Frauen auch einen Erguß haben können.[13]

Doch im Jahre 1982 wissen die meisten Mediziner immer noch nichts von diesen Thesen, die längst bewiesen sind, und es können noch Jahre vergehen, bis sich die Mehrheit der praktischen Ärzte oder auch nur der Geburtshelfer und Gynäkologen damit abfindet.

Um herauszufinden, inwieweit ihre Kollegen informiert waren, verfertigte Alice Ladas im Jahre 1981 einen zweiten Fragebogen, der an Bioenergetikanalytikerinnen verschickt wurde und bei mehreren Konferenzen dieser Profession kursierte, zu denen Männer und Frauen gekommen waren. Bald stellte sich heraus, daß ihre Kollegen nach Präferenzen vorgingen, als stimmten sie bei einer Wahl für einen Kandidaten. Als ginge es dabei gar nicht um wissenschaftlich erwiesene Fakten. Bei einer Konferenz von seelsorgerischen Beratern lautete das Ergebnis folgendermaßen: vier für die Ejakulation der Frau, vier dagegen, drei wußten keine Antwort. Zu der Frage hinsichtlich einer besonders empfindlichen Stelle in der Vagina sagten fünf, es gäbe eine, vier behaupteten, die Vagina selbst sei nicht reizbar und erzeuge keine Lustgefühle. Zwei wußten es nicht. Von den fünf, die für eine empfindliche Stelle gestimmt hatten, behaupteten zwei, sie läge am Eingang der Vagina. Eine Stimme war für den Muttermund, eine für die Hinterseite der Vagina und eine für die Vorderwand.

Diese unterschiedlichen Meinungen stammten von Männern und Frauen, die regelmäßig mit Einzelmenschen oder Paaren zu tun haben und zu deren Aufgaben auch die Sexualberatung gehört. Bei einer Zusammenkunft von Eheberatern und Familienplanern, in der Hauptsache Frauen, waren die Meinungen ebenso geteilt.

Viele unserer Freunde und Patienten waren fasziniert von diesen neuen Entdeckungen, eine ganze Reihe von ihnen war schon mit diesem Phänomen vertraut. Die Leiterin einer gemeinnützigen medizinischen Organisation, eine Frau von fünfundvierzig Jahren, berichtete uns:

Ich habe schon lange gewußt, daß auch Frauen einen Erguß haben. Das hat mich meine persönliche Erfahrung gelehrt. Es hat mich verlegen gemacht, aber ich habe immer gewußt, daß das ganz natürlich und daß die abgesonderte Flüssigkeit kein Urin ist. Mit dem anderen Orgasmus verglichen ist der, bei dem man eine Ejakulation hat, viel eher ein völliges Sichgehenlassen. Man verausgabt sich mehr. Und obwohl es ein tieferes Erlebnis ist als der übliche Orgasmus, ist es viel leichter, wieder erregt zu werden.

Eine Einundzwanzigjährige sagte von ihrem ersten und einzigen Sexualpartner:
Ja, es gibt eine ganz besondere Stelle innen drin. Und zwar an der Vorderseite, ein wenig rechts von der Mitte. Wenn er diese Stelle mit seinem Penis berührt, ist das ein herrliches Gefühl. An die Stelle kommt er viel besser, wenn ich auf ihm sitze.

Ein Pornographieverleger erzählte uns von einem Angestellten, einem Homosexuellen, der ein Buch geschrieben hatte, das von der Ejakulation der Frau handelte. »Im Büro haben das alle für einen Witz gehalten und geglaubt, nur ein Schwuler könnte so ein Buch schreiben. Wir haben es nie gedruckt.«

Die Frau eines presbyterianischen Geistlichen sagte:
Ich habe diese besondere Stelle zum erstenmal durch einen Mann entdeckt, der seine Finger benutzt hat. Ich dachte schon, ich hätte eine nach innen verlegte Klitoris, eine Klitoris in der Vagina. Diese Stelle erzeugt bei mir viel stärkere Lustgefühle als die Klitoris. Aber ich hatte gehört, daß die Klitoris die einzige empfindliche Stelle ist. Daher war ich ganz verwirrt.

Eine Frau, die mit sechzehn zum erstenmal Geschlechtsverkehr hatte, äußerte sich folgendermaßen:
Als ich noch ganz jung war, bekam ich es wirklich mit der Angst zu tun. Ich wußte nicht, was da eigentlich vorging. Als ich kam, war es, als hätte ich gepinkelt. Wir waren beide klatschnaß, aber ich wußte, daß ich nicht gepinkelt hatte. Es kam nur beim Geschlechtsverkehr dazu, aber nicht, wenn ich masturbierte. Gottlob habe ich dann aber bald alles über Geburtenkontrolle erfahren. Ich ließ mir ein Pessar einsetzen, da kam es nicht mehr vor.

Eine fünfunddreißigjährige Tänzerin sagte aus:
Es ist nie leicht für mich gewesen, zum Orgasmus zu kommen. Aber jetzt habe ich einen neuen Freund, an dem mir sehr viel liegt. Er ist sehr erpicht auf Analverkehr, und um ihm eine Freude zu machen, habe ich mich damit ein-

*verstanden erklärt. Ich habe mir gesagt, daß ich verrückt
bin, das zuzulassen, und das erste Mal hat es sehr weh
getan. Aber dann wurde eine Schranke niedergerissen. Ich
habe nicht mehr versucht, mich ihm zu widersetzen. Es
war fast, als würde meine Blase berührt. Ich hatte das
Gefühl, urinieren zu müssen. Ich fing an zu stöhnen und
habe mich dem Gefühl ganz überlassen. Es war, als würde
ich innerlich zusammenbrechen. Als es das erste Mal ganz
intensiv war, habe ich es mit der Angst bekommen, bin ins
Bad gerannt und habe geweint. Mir war, als hätte er mir
gerade etwas weggenommen, was nur mir gehört – als hätte
er sich nicht nur meines Körpers, sondern auch meiner
Seele bemächtigt. Es war wie der Tod, und ich war völlig
verwirrt. Dieses erste Mal habe ich keine Liebe empfunden,
nur diese ungeheure Intensität – aber seitdem kommt zu
der Intensität auch noch Zärtlichkeit.*

Eine ehemalige Prostituierte, die jetzt im gemeinnützigen
Erziehungswesen tätig ist, sagte aus:
*Natürlich weiß ich, daß es auch bei Frauen zur Ejakulation
kommt. Da brauchen Sie bloß irgendeine Lesbierin zu
fragen. Es gibt klitorale und vaginale Orgasmen, und sie
sind ganz verschieden. Einen Orgasmus in der Vagina hat
man wegen einer besonderen ganz empfindlichen Stelle in
der Vagina.*

Viele Männer, mit denen wir sprachen, hatten das gleiche
erlebt, hatten auch festgestellt, daß manche Frauen in der
Vagina eine ganz besondere Stelle haben. Sie wußten nur nicht,
was das eigentlich war.
*Jede Frau reagiert anders. Es ist schwer für einen Mann,
wirklich zu verstehen, was in einer Frau vorgeht. Sie kann
herrlich reagieren, und doch kann ein Mann völlig im
dunkeln tappen und sich fragen, wie tief ihre Empfindungen
gehen. Aber manche Frauen wollen, daß man wirklich
loslegt und bis über den Muttermund hinaus zustößt,
damit sie kommen können. Glauben Sie nicht, daß dieses
Hämmern und Bohren, auf das manche Frauen so versessen
sind, dem Versuch gilt, diese Stelle zu stimulieren!*

Wegen der Ejakulation befragt, gab uns der gleiche Mann zu verstehen:
Ja, ich habe davon gehört. Einmal war ich mit einem Mädchen zusammen, das zum erstenmal einen Orgasmus hatte, und dabei sonderte sie eine Flüssigkeit ab. Das war ihr furchtbar peinlich, weil sie dachte, sie hätte gepinkelt. Ich wußte es auch nicht besser. Zufällig kannte ich sie ziemlich gut, deshalb haben wir uns auch wieder getroffen. Wenn wir nicht so gut befreundet gewesen wären, wäre ich wahrscheinlich in meiner Verwirrung geflohen.

Ein anderer Mann sagte aus: »Es hat weder nach Samenflüssigkeit noch nach Urin gerochen, und es war wirklich ein herrliches Erlebnis. Ich bilde mir gern ein, daß meine Frau und ich hinreichend intelligent und gebildet sind. Wie ist es da möglich, daß wir so lange nichts davon gewußt haben?«

Und wie kommt es, daß sowohl Medizinern als auch Psychologen dieses Erleben, das doch so vielen vertraut zu sein scheint, wenn es auch kaum je zur Sprache kam, bisher entgangen ist? Wie konnte den Anatomen der Gräfenberg-Punkt entgehen? Diese Fragen sind nicht leicht zu beantworten. Den Klinikern stand es frei zu fragen: »Tut dies weh, tut das weh?« Aber sie konnten sich kaum zu der Frage durchringen: »Tut das gut, fühlt sich das noch besser an?« Beim Sezieren von Toten ist der Gräfenberg-Punkt nicht so leicht zu finden, wenn der Sezierer nicht ausdrücklich danach sucht.

Und doch gibt es viele historische Hinweise auf die Ejakulation der Frau. Schon Aristoteles hat beobachtet, daß die Frauen während des Orgasmus eine Flüssigkeit absondern. Und im Jahre 1950 stellte Gräfenberg fest, »daß manche Frauen während des Orgasmus große Mengen einer klaren Flüssigkeit aus der Harnröhre absondern«. Er hielt diese Flüssigkeit für ein Sekret der intra-urethralen Drüsen. Im Jahre 1978 kamen Lowndes Sevely und J. W. Bennett, Doktor der Philosophie, zu dem Schluß, daß manche Frauen einen Erguß haben. Als Quelle nahmen sie »die weibliche Prostata, ein System von Drüsen und Gängen, die die weibliche Urethra umgeben und sich aus dem gleichen embryonalen Gewebe entwickeln wie die Prostata des Mannes«, an.[14]

Im Gegensatz zu vielen anderen haben John Perry und Beverly Whipple diese Berichte sehr wohl zu Kenntnis genommen und sind der Sache selbst auf den Grund gegangen, um sie richtig einschätzen zu können. Ihre Untersuchungsergebnisse sind möglicherweise von großem Wert für uns alle. Es kommt eben darauf an, wie wir sie uns zunutze machen. Edwin Belzer, Doktor der Philosophie, veröffentlichte im *Journal of Sex Research:*

Wenn ganz augenscheinlich der Beweis dafür erbracht wird, daß Frauen eine Ejakulation haben können, so könnte diese These auf diametral entgegengesetzte Arten genutzt werden. Diejenigen, die sich der Stimme der Autorität gebeugt und das wirkliche Vorhandensein oder die Annehmbarkeit ihrer eigenen Erfahrungen bisher bestritten haben, können sich jetzt freier fühlen. Andererseits könnten sich diejenigen, die glauben, der Orgasmus einer Frau sei ›unvollkommen‹, wenn er nicht von einer Ejakulation begleitet ist, ins Abseits gedrängt fühlen. Diese Auffassung könnte die Leute dazu bringen, daß sie entweder versuchen, eine Ejakulation zu haben oder eine zu bewirken. Gelingt das nicht, könnte das in ihren Augen ein Beweis dafür sein, daß sie in sexueller Hinsicht unzulänglich sind.[15]

Die Teilnehmer bei der SSSS-Konferenz schien der Bericht von John Perry und Beverly Whipple in große Aufregung zu versetzen. Alice und Harold Ladas waren besonders begeistert, vor allem wegen des Gräfenberg-Punktes und der Untersuchungsergebnisse hinsichtlich der verschiedenen Arten des weiblichen Orgasmus. Diese Feststellungen erklärten die Reaktion der Bioenergetiktherapeutinnen, die zwar durch Geschlechtsverkehr zum Orgasmus kamen, aber trotzdem das Gefühl hatten, daß auch die Klitoris eine große Rolle spielt. Es erklärte auch die Ansichten ihrer Versuchspersonen über den wiederholten Orgasmus.

John Perry und Beverly Whipple begeisterten sich auch für die Arbeit von Alice und Harold Ladas. Kurz nach der Tagung schrieb Beverly an Alice: »Wir befinden und auf dem gleichen Weg. Er scheint zum gleichen Ziel zu führen, besonders (der Gedanke) des weiblichen Orgasmus als zusammenhängende

Reihe und einheitliches Ganzes...« Damit begann unsere Zusammenarbeit.

In den folgenden Kapiteln wird im einzelnen über die vier Grundkonzepte berichtet, die John Perry und Beverly Whipple den Sexualforschern vorlegten. Es handelt sich eigentlich nicht um neue Theorien, sondern um Thesen, die schon veröffentlicht, aber dann wieder in Vergessenheit geraten sind, wie so viele wissenschaftliche Errungenschaften auf allen Gebieten. Diese vier Entdeckungen – der Gräfenberg-Punkt, die Ejakulation der Frau, die Bedeutung des Beckenmuskeltonus und das Kontinuum orgastischer Reaktion – bringen die Erkenntnisse der Freudianer und anderer Sexualforscher auf leicht verständliche Weise unter einen Hut und machen sie zu einem logischen Ganzen. Das Dilemma existiert nicht mehr. Wir verfügen jetzt über eine neue Synthese, die den Beweis für die Gültigkeit beider Erfahrungen – den vaginalen und den klitoralen Orgasmus – erbringt.

II
Der Gräfenberg-Punkt

Unter den vier kurz im ersten Kapitel erwähnten Entdeckungen nimmt der Gräfenberg-Punkt die wichtigste Stelle ein. Obwohl er durch die Dramatik der weiblichen Ejakulation in den Schatten gestellt wird und medizinisch gesehen auch nicht so wichtig ist wie ein guter Muskeltonus, so befreit uns doch der G-Punkt von dem Entweder-oder-Denken der vergangenen Jahrzehnte – denn er beweist, daß es im Genitalbereich der Frau nicht nur eine hochempfindliche Stelle gibt, deren Berührung die stärksten Lustgefühle auslöst, wie Masters und Johnson uns (mit Hilfe von vielen anderen) glauben machen wollten. Es gibt in der Tat zumindest zwei solche Stellen – die Klitoris und den G-Punkt –, wie es auch beim Mann mindestens zwei Wege gibt, zur Befriedigung zu gelangen – durch den Penis und die Prostatadrüse. Die Klitoris, die außen vor dem Eingang zur Vagina liegt, ist leicht zu finden. Jede Frau kann über sie auf eigene Faust zur Befriedigung gelangen. Der G-Punkt, der innen an der Vorderwand der Vagina liegt, ist schon schwerer zu finden. Die Hilfe eines Partners ist bei der Suche nach dem G-Punkt wünschenswert, oft sogar unerläßlich. Das gilt auch für den Mann. Der Penis ist nicht zu übersehen. Mit ihm kann er sich allein vergnügen, während die Prostata, die durch die Vorderwand des Rektums zu fühlen ist, ohne die Hilfe eines Partners schwer zu ertasten ist.

Diese Fakten werden durch die Erfahrungen eines Paares Ende Vierzig besonders deutlich, das bei einem Eheberater Hilfe suchte:

Das Ehepaar Hoyt war schon fast zwanzig Jahre verheiratet, hatte zwei Söhne im Teenageralter und eine achtjährige Tochter. Sie hatten sich schon als Kinder gekannt und gemocht. Seit ihrer Eheschließung hatten sie völlig monogam gelebt. Sie waren nicht beim Eheberater erschienen, weil sie ein ernstes Problem hatten, sondern weil sie sich des Gefühls nicht erwehren konnten, daß ihnen irgend etwas fehlte. Ihr Liebesleben war ganz in Ordnung, doch nicht die Erfüllung, die sie sich davon erhofft hatten. Schon beim ersten Gespräch stellte sich heraus, daß keine grundlegenden zwischenmenschlichen Konflikte vorlagen, daß aber die Hoyts die Parameter ihres Sexualverhaltens genau abgesteckt hatten. Beim zweiten Gespräch wurden sie aufgefordert, den Versuch zu unternehmen, beim Geschlechtsakt auch zu sprechen und durch tieferes Atmen den ganzen Körper miteinzubeziehen. Sie wurden auch über die Lage des G-Punktes aufgeklärt und erfuhren, welchen Lustgewinn die Stimulierung von Mr. Hoyts Prostata bringen konnte.

Beim dritten Besuch beim Eheberater berichtete Mr. Hoyt: Als ich von der Arbeit kam, wußte ich gleich, daß Ginny etwas Besonderes vorhatte. Der Tisch war für zwei gedeckt, die Kerzen brannten schon. Rebecca sollte über Nacht bei einer Freundin bleiben, und die beiden Jungen waren beim Zelten. Also ging ich mit Ginny ins Schlafzimmer, zog sie aus und begann sie überall zu massieren, wobei ich die Klitoris und das umliegende Gewebe absichtlich ausließ, worauf ich mich all die Jahre konzentriert hatte. Statt dessen tastete ich mich mit den Fingern vorsichtig in die Vagina vor – was ich nicht mehr getan hatte, seit wir auf dem Rücksitz eines Wagens Petting betrieben hatten. Ich drehte sie auf den Bauch, so daß ihre Füße über die Bettkante hingen. Da fand ich die kleine ovale Stelle sofort, die uns beschrieben worden war, und begann sie fest mit den Fingern zu bearbeiten. Ginny stöhnte leise und flehte mich an, weiterzumachen. »Nicht aufhören«, flüsterte sie immer wieder. Nach einer Weile keuchte sie vor Erregung. Ihre Vagina zog sich zusammen und dehnte sich wieder. Die Kontraktionen waren so heftig, daß meine Finger fast hinausgeglitten wären. Es war phantastisch, ein erregendes Schauspiel.

Ginny erzählte weiter:

Es war ein überwältigendes Erlebnis. Eine ganze Weile
konnte ich nichts tun als einfach nur dazuliegen, Jim an
mich zu drücken, ihn immer wieder zu küssen und ›danke‹
zu sagen. Doch bald hatte ich mich wieder erholt und
begann mit seinem erigierten Penis zu spielen. Aber anstatt
so vorzugehen, wie es bei uns schon Routine war – also ihn
zu küssen und den Penis in meine Vagina einzuführen –,
glitt ich mit der Zunge über eine neue Stelle und begann
Jim zwischen den Hoden und dem Anus zu küssen. Er
stöhnte laut und keuchte, da wußte ich, daß ich eine neue
Möglichkeit gefunden hatte, ihm Vergnügen zu bereiten.
Mutig geworden, führte ich ganz langsam einen Finger in
seinen Anus ein. Den Finger hatte ich zuvor mit meinem
eigenen Saft befeuchtet. Jims Lustschreie zeigten mir, daß
ich auf dem richtigen Weg war. Während ich ihn küßte,
begann ich mit dem Finger seine Prostata zu streicheln.
Eigentlich hatte ich vorgehabt, die Position im letzten
Augenblick zu wechseln und mich auf ihn zu setzen, bevor
er seinen Höhepunkt erreichte. Doch dazu kam es gar nicht
mehr.

Sie hatten sich also beide dem Vergnügen hingegeben, neue
erogene Stellen zu entdecken und zu stimulieren. Danach
erschienen die Hoyts nur noch zu einer einzigen Sitzung. Sie
hatten nur einen professionellen Rat und einige Auskünfte
benötigt, um Abwechslung in ihr Leben zu bringen und die
Erregung zu empfinden, die wieder Würze in ihr Leben brachte.

Wo liegt nun der G-Punkt genau? Der Gräfenberg-Punkt liegt
unmittelbar hinter dem Schambein an der Vorderwand der
Vagina. Normalerweise liegt er etwa in der Mitte zwischen der
Rückseite des Schambeins und dem vorderen Teil des Mutter-
mundes an der Harnröhre entlang (durch die man uriniert) und
nahe dem Blasenhals – wo er sich mit der Harnröhre verbindet.
Größe und genaue Lage können unterschiedlich sein. (Man
muß sich eine kleine Uhr in der Vagina vorstellen. Wenn die
Zwölf in Richtung Nabel weist, liegt der G-Punkt bei den
meisten Frauen zwischen elf und ein Uhr.) Im Gegensatz zu der
Klitoris, die aus dem sie umgebenden Gewebe hinausragt, liegt

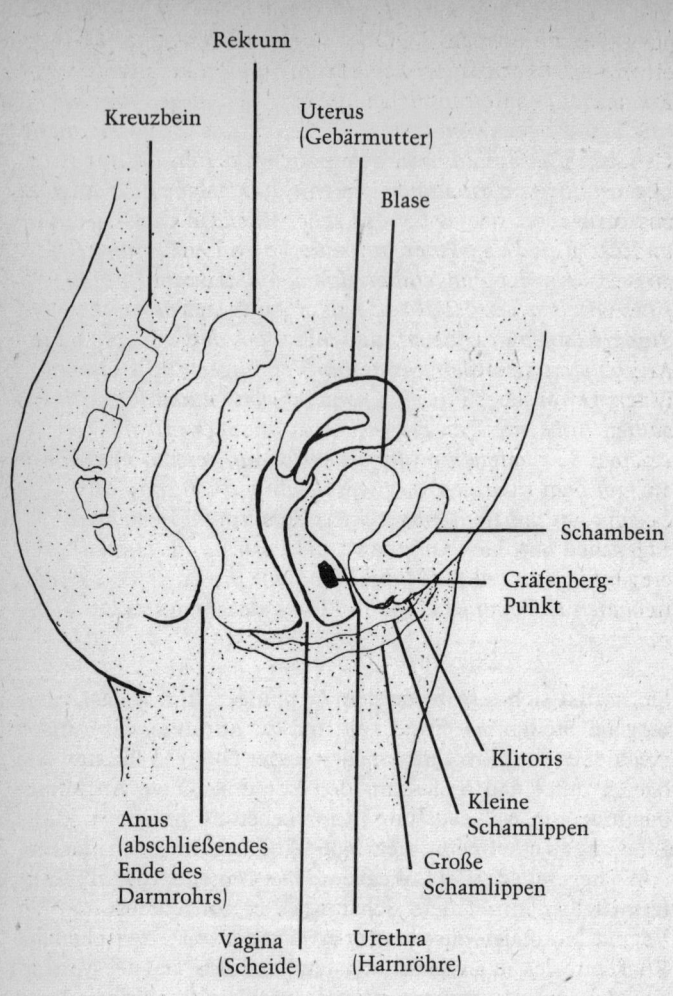

Kreuzbein

Rektum

Uterus
(Gebärmutter)

Blase

Schambein

Gräfenberg-
Punkt

Klitoris

Kleine
Schamlippen

Große
Schamlippen

Anus
(abschließendes
Ende des
Darmrohrs)

Vagina
(Scheide)

Urethra
(Harnröhre)

Illustration 1
Der Gräfenberg-Punkt (innere weibliche Genitalien)

der G-Punkt tief in die Wand der Vagina eingebettet. Man muß einen festen Druck ausüben, um den G-Punkt in ruhendem Zustand ausfindig zu machen.

Schon im Jahre 1944 arbeitete der deutsche Gynäkologe und Geburtshelfer Ernst Gräfenberg mit dem berühmten amerikanischen Gynäkologen und Geburtshelfer Robert L. Dickinson zusammen, der bei vielen als der erste amerikanische Sexualforscher gilt. Sie sprachen von einer ›erogenen Zone‹, gelegen an der ›suburethralen Vorderwand der Vagina‹.

Vom Vorhandensein dieser hochempfindlichen Stelle an der Vorderwand der Vagina erfahren wir zum erstenmal aus einem Artikel Gräfenbergs aus dem Jahre 1950, in dem er schreibt: Eine erotische Zone konnte immer nachgewiesen werden an der Vorderwand der Vagina entlang der Urethra… Analog zur männlichen Urethra scheint die weibliche Urethra auch von Schwellkörpern umgeben zu sein wie die corpora cavernosa. Im Laufe der sexuellen Stimulation beginnt sich die weibliche Urethra zu vergrößern und kann leicht ertastet werden. Sie schwillt beim Ende des Orgasmus erheblich an. Der stimulierendste Teil liegt am hinteren Ende der Urethra, da wo sie vom Blasenhals austritt.[5]

Gräfenberg wies darauf hin, wie wichtig diese Stelle sein kann, weil »der weibliche Partner sofort merkt, wenn der Finger oder Penis den vaginalen Teil der Urethra nicht mehr berührt und dann die Position verändert, um den Kontakt wieder herzustellen«.[4]

Die Bedeutung von Gräfenbergs Beobachtungen wird uns erst klar, wenn wir daran denken, daß es in den vierziger Jahren zu einer großen wissenschaftlichen Kontroverse hinsichtlich des Fokus der Erregbarkeit bei der Frau kam. Freuds radikale Thesen waren in Amerika populär geworden, und die Mediziner begannen entweder für den klitoralen oder den vaginalen Orgasmus Partei zu ergreifen. Die Sexualforscher hofften die Kontroverse beilegen zu können, indem sie die erogenen Stellen anatomisch genau fixierten.

Die Bedeutung der Klitoris für das Sexualleben war schnell erwiesen, da sie so leicht zugänglich ist. Kinsey stellte bei 98 Prozent seiner Testpersonen fest, daß die Berührung der Klitoris sie erregte. Aus mancherlei Gründen war es weit schwieriger, den physiologischen Sinn und die Empfindungen, die sie auslöste, zu bestimmen und festzulegen. Zwar reagierten 90 Prozent seiner Testpersonen erregt auf festen Druck auf die Vagina, doch nur 12 Prozent erregte auch eine sanfte Berührung. Kinsey schloß daraus:

... bei den meisten Frauen sind die Wände der Vagina unempfindlich, wenn man sie sachte berührt oder nur leichten Druck auf sie ausübt... bei den meisten Frauen, die überhaupt reagierten, beschränkte sich die Empfindlichkeit auf eine bestimmte Stelle, zumeist oben an der Vorderwand der Vagina gelegen, gleich hinter dem Scheideneingang.[5]

Trotz dieser Angaben blieb Kinsey bei der Auffassung, es gäbe nur einen einzigen Brennpunkt der sexuellen Erregung, und da er die Klitoris für das Gegenstück des männlichen Penis hielt, betrachtete er sie als die empfindlichste und am leichtesten zu stimulierende Stelle im Genitalbereich der Frau. Gräfenberg bestritt Kinseys Erkenntnisse hinsichtlich der Klitoris nicht, blieb jedoch bei der Behauptung, auch die Vagina sei wichtig. Und weil er so deutlich beschrieben hat, welche Lustgefühle eine empfindliche Stelle in der Vagina erzeugt, haben John Perry und Beverly Whipple diese Stelle den Gräfenberg-Punkt genannt.

Untersuchungen über Frauen und ihr Sexualverhalten sind noch ein relativ junger Zweig der Forschung. Das liegt vor allem an der ererbten Auffassung, daß Frauen passiv und nur die Empfangenden sind, die Männer hingegen aktiv. Als passive Sexualpartner haben sie nicht den Wunsch (oder sollten ihn zumindest nicht haben), als geschlechtliche Wesen zu reagieren. Die Fähigkeit dazu wurde ihnen abgesprochen. Man hat lange geglaubt (und tut es mancherorts heute noch), daß der einzige Sinn des Geschlechtsaktes in der Fortpflanzung liegt und daß die Rolle der Frau darin besteht, Kinder zu empfangen und zu gebären. Man sprach ihr das Recht auf Lustgefühle ab. Sie durfte den Akt nicht genießen.

Eine fünfunddreißigjährige Frau, die seit vierzehn Jahren verheiratet ist, gab über die Erforschung des weiblichen Sexualverhaltens folgendes zu Protokoll:

*Es ist unglaublich, daß dieses Gebiet erst jetzt erforscht
wird. Wenn man an die Geschichte zurückdenkt, muß man
sich wirklich fragen, ob das nicht eine Diskriminierung der
Frau ist. Es ist doch immerhin möglich, daß dieses Thema
schon viel gründlicher erforscht wäre, wenn nicht die
meisten Forscher Männer wären. Es ist fast tragisch zu
nennen, daß wir Frauen erst im Jahre 1982 anfangen, über
dieses Thema zu sprechen.*

Gräfenberg hatte klar erkannt, daß die Frauen als Menschen
zweiter Klasse behandelt wurden und der medizinische Stand,
in dem Männer dominierten, ihren Sexualproblemen daher
nicht die erforderliche Aufmerksamkeit widmete. Im Jahre
1953 schrieb er: »Die Unterbewertung der Geheimnisse der
Frau ging sogar so weit, daß nicht einmal die Bedeutung des
Orgasmus und die Lage der erogenen Zonen feststanden.«[6]
    Außerdem war er der folgenden Auffassung:
Die Lage der erogenen Zone an der Vorderwand der Vagina
beweist, daß das menschliche Tier genau wie die anderen
Vierfüßler gebaut ist. Bei der üblichen und häufigsten
Position, die von den Menschen der westlichen Welt beim
Geschlechtsverkehr eingenommen wird, berührt der Penis
beim Eindringen in die Vagina den urethralen Teil der
Vagina nicht, wenn der erigierte Penis nicht in einem sehr
steilen Winkel zustößt oder die Beine der Frau über die
Schultern des Mannes gelegt werden. Ich stimme mit
LeMon Clark darin überein, daß der Mensch als Vierfüßler
geplant war und die normale Position beim Geschlechtsverkehr daher *a posteriori* wäre (wobei der Mann von hinten in
die Vagina eindringt).[7]

Auch Elaine Morgan beschrieb 1972 die Lage des G-Punktes,
wenn sie ihn auch nicht so nannte. In *The Descent of Woman*
schrieb sie:
Was den Orgasmus auslöst, ist eine kurze, aber heftige Folge
rascher rhythmischer Reibebewegungen... Die gewünschte
Reibung erfolgt für gewöhnlich von hinten gegen die
Innenwand der Vagina... Zu erwähnen wäre nur noch ein
Punkt: Bei vielen Primaten und anderen Vierfüßlern erfolgt

der Druck nicht nur von hinten, sondern auch von oben nach unten, so daß er auf die Ventralwand (die Vorderwand) der Vagina ausgeübt wird.[8]

Es ist ja allgemein bekannt, daß fast alle Säugetiere kopulieren, indem das männliche Tier von hinten her eindringt.

Im übrigen ist Elaine Morgans These, daß der Mechanismus des *Menschen*weibchens durch ihre evolutionäre und kulturelle Geschichte etwas atrophiert (verkümmert) ist, sehr umstritten. Dies könnte jedoch der Grund sein, warum einige Frauen berichten, sie hätten Schwierigkeiten, den G-Punkt zu erreichen, während andere sich große Mühe geben, die richtige Position einzunehmen – je nach den physischen Attributen ihrer Partner.

Obwohl Elaine Morgan das Thema durch ihr Studium der Völkerkunde, Evolutionslehre und Anthropologie von einem ganz anderen Ausgangspunkt aus anging, gelangte sie zu Schlußfolgerungen, die denen Gräfenbergs erstaunlich ähnlich sind. Und das, obwohl Gräfenberg in erster Linie Arzt und in der Praxis tätig war. Sie schrieb, daß heftiges Eindringen von hinten für alle weiblichen Säugetiere einschließlich der Frau die beste Position ist, um sexuell befriedigt zu werden.

Viele Frauen und Männer, mit denen wir gesprochen oder die uns geschrieben haben, bestätigen die Erkenntnisse von Gräfenberg und Elaine Morgan. So sagte uns zum Beispiel eine einundvierzigjährige Sängerin aus Mexiko:
Ich habe die Klitoris nie für wichtig gehalten. Ich mag es nicht, wenn sie berührt wird, und berühre sie auch selbst nicht. Als ich an einem Lehrgang für Frauen teilnahm, machte es mich richtig wütend, daß alle Frauen die Klitoris so wichtig nahmen. In meinen Augen ist das eine armselige Stelle. Ich habe die stärksten Orgasmen, wenn der Mann von hinten in mich eindringt. Dann kann ich ihn anleiten und ihm dazu verhelfen, daß er die richtige Stelle in meinem Innern erreicht.

Angela, eine sechsundfünfzigjährige Architektin, so streng erzogen, daß sie nicht einmal geküßt worden war, bevor sie aufs College ging, schrieb uns: »Der Penis muß schon ziemlich groß sein, damit er die Stelle in der Grundposition berührt. Bei mir muß der Mann weiter eindringen. Die Position, wo der Mann von hinten in mich eindringt, befriedigt mich weit mehr.«

Davon haben wir einer Freundin erzählt. Sie ist Mitte Dreißig, Professorin und eine glühende Feministin. Sie geriet in Rage, ›weil die Frau durch das Eindringen von hinten erniedrigt wird‹. Es ist nun wirklich individuell verschieden, ob man diese Position als ›erniedrigend‹ oder ›befriedigend‹ empfindet. Wer dieser Position den Vorzug gibt, ist weder ein niedriger noch ein besserer Mensch. Wichtig ist allein die Erkenntnis, daß die Frauen unterschiedliche Bedürfnisse haben, daß es eine Reihe von Möglichkeiten geben sollte, unter denen sie wählen können, und daß sich die Frauen aktiv an der Wahl der Position und des ganzen Ablaufs des Liebesakts beteiligen sollten.

Ein sechsundfünfzigjähriger Versicherungskaufmann berichtete von einer Frau, mit der er Verkehr gehabt hatte, als er Anfang Dreißig gewesen war.
Das Zusammensein mit dieser Frau war unbeschreiblich schön. Sie hatte eine einzigartige Liebestechnik. Sie liebkoste mich überall, und wenn ich dann eine gewaltige Erektion hatte, nahm sie ihre bevorzugte Position ein und führte meinen Penis von hinten in ihre Vagina ein. Sie rückte uns beide zurecht, bis sie zufrieden war, und bewegte sich dann heftig, weil sie wollte, daß ich starken Druck auf genau die richtige Stelle ausübte.

Nicht nur die Stellung beim Verkehr ist wichtig für die Stimulierung des G-Punktes, auch die physische Ausstattung sowie die Zusammenarbeit der Partner sind von größter Wichtigkeit. Gräfenberg hat noch mehr über die Rolle des Partners ausgesagt: »Der Winkel, den der Penis zum Körper bildet, ist von großer Bedeutung und sollte in Erwägung gezogen werden. Es könnte sein, daß sich der Ruhm, den der ›ideale Liebhaber‹ genießt, auf solche physiologischen Aspekte gründet.«[9]

April, zweiundvierzig Jahre alt und zum zweitenmal verheiratet, bestätigt das.
Eine solche Erfahrung hatte ich noch nie zuvor gemacht. Dan und ich, wir können uns von Angesicht zu Angesicht

gegenüberliegen, und sein Penis berührt diese Stelle in meiner Vagina, wo es sich so gut anfühlt. Damit bringt er mich immer zum Orgasmus. Ich glaube, das liegt daran, wie sein Penis steht, wenn er erigiert ist, nämlich flach gegen seinen Leib. Bei meinen früheren Partnern ist das nicht so gewesen.

Eine andere Frau, seit dreiunddreißig Jahren verheiratet, teilte uns mit:
Ich möchte Ihnen sagen, daß Sie ganz richtig liegen mit dem Gräfenberg-Punkt. Ich wußte nicht, wie die Stelle heißt, aber es gibt sie, das steht fest. Ich habe schon von so vielen Sexualforschern gehört, die allzu viele arme Frauen irregeführt haben, indem sie ihnen einredeten, die Stimulierung der Klitoris führe zum Orgasmus. Natürlich fühlt sich das gut an, aber es ist nichts im Vergleich zu dem wahren Orgasmus, der sich tief im Innern der Vagina abspielt, und wenn es einem gelingt, beide in sich zu vereinen, kennt die Verzückung keine Grenzen.

Trotzdem haben auch schon Frauen festgestellt, daß ihr Partner den G-Punkt erreicht, wenn beide die bevorzugte Grundposition einnehmen, wobei der Mann oben liegt. Eine seit zwanzig Jahren verheiratete Frau schrieb uns:
Zwar ist diese Stelle beim Eindringen von hinten, oder wenn ich oben bin, leichter zu erreichen; aber ich finde, daß es auch gut klappt, wenn ein tiefes Eindringen in der Normalstellung möglich ist und wenn sein Penis anschwillt – besonders kurz vor dem Samenerguß.

Ein Moslem aus dem Iran berichtete, daß man die Männer in seinem Lande lehrt, wie sie ihre Partnerinnen durch Stimulieren einer bestimmten Stelle erfreuen können. Befragt, ob er die Klitoris meine, erklärte er: »Nein, es ist eine Stelle im Innern der Frau, und für sie ist es schöner, wenn sie oben ist.« Seine Frau bestätigte dies und sagte, es sei bei weitem nicht so befriedigend, wenn er auf ihr liegt.

Das Wissen um die Sexualität und die Kenntnis der Sextechniken sind eher kulturell bedingt als vom Instinkt eingegeben.

Zivilisationen, unter denen das Geschlechtliche nicht so unterdrückt wurde und wird wie bei uns, feiern und rühmen den Orgasmus der Frau und lehren die Bevölkerung Methoden, wie man zum Orgasmus kommt. In solchen Zivilisationen wird der Orgasmus der Frau als eine ganz natürliche Sache betrachtet. Während des Ersten Weltkrieges lebte der Anthropologe Bronislaw Malinowski bei einer solchen ethnischen Gruppe, den Trobriand-Insulanern. Einige der von den Insulanern gespielten Schnurspiele vom Typ ›Katzenwiege‹ war ausgesprochen sexbetont. Bei einem Spiel entstanden zwei Schlingen, die zwei erotische Brennpunkte darstellten. (Beim Spiel wurden die Finger erst in die eine und dann in die andere Schlinge gesteckt, wodurch die Schlingen abwechselnd in rasche Schwingungen versetzt wurden und vibrierten.) Malinowski legte das so aus, als seien die Schlingen Symbole für die Klitoris, in diesem Fall also zwei, und sagte: »Offensichtlich ist diese Anordnung anatomisch nicht ganz akkurat; denn in Wirklichkeit gibt es nur ein Organ, da liegt die Klitoris ganz oben und nicht auf dem Grunde der Vulva.«[10] Er konnte sich nicht vorstellen, daß Frauen zwei Erregungszentren haben. Wir sind im Vorteil, da wir es inzwischen besser wissen – mit Sicherheit stellten die Schlingen in diesem Spiel die Klitoris und den G-Punkt dar.

Eine Frau schrieb aus Panama: »Wir kennen den Gräfenberg-Punkt. Man nennt ihn hier ›La Bella Loca.‹ Ich habe schon mit fünfzehn davon gewußt. Jetzt bin ich fünfundsechzig. Wir sind ein Volk von sexhungrigen Leuten.«

Der G-Punkt setzt sich wahrscheinlich aus einem komplexen Netz von Blutgefäßen zusammen – den paraurethralen Drüsen und Gängen, Nervenenden und dem Gewebe, das den Blasenhals umgibt. Bei den Frauen, die wir untersucht haben (oder die von anderen untersucht wurden, die uns dann darüber berichteten) schwoll diese empfindliche Stelle an, wenn sie stimuliert wurde, und das weiche Gewebe begann sich ganz hart anzufühlen. Die Ränder zeichneten sich klar ab. Wenn die Voraussetzungen für die sexuelle Erregung günstig sind, schwillt die Stelle sehr schnell an. Die Zellstruktur des G-Punktes ist noch nicht bekannt. An verschiedenen Instituten sind Forscher dabei, herauszufinden, woraus genau sich das Gewebe zusammensetzt.

Zu Kontroversen kommt es immer wieder im Hinblick auf die Frage, ob man den G-Punkt als Gegenstück zur männlichen Prostata ansehen kann. Diese Kontroverse geht schon auf das alte Rom zurück, wo Galen, ein Arzt, der im zweiten Jahrhundert vor Christi Geburt lebte, diese Frage ebenfalls aufwarf und bejahte. Doch William Masters bestritt energisch, daß das Wort *Prostata* angebracht sei, als er im April 1981 seinen Kommentar zu den Untersuchungsergebnissen von John Perry und Beverly Whipple abgab.[11]

Wir neigen zu der Annahme, daß die Stelle, an der sich der G-Punkt befindet, ein homologes Rudiment der männlichen Prostata einschließt, trotz der Tatsache, daß viele Ärzte konstatieren, daß die Stelle, soviel man bisher weiß, keine urologische oder gynäkologische Funktion hat. Etwas unterscheidet die Prostata vor allem von dem G-Punkt – die männliche Prostatadrüse ist klarer umrissen und in der Größe, Form und Lage einheitlicher als der G-Punkt. Trotzdem sind sich Frauen und Männer anatomisch gesehen möglicherweise viel ähnlicher, als bisher angenommen wurde.

Im Oktober 1980 erschien in der New York Times ein Artikel über einen Vater, der seine Tochter mit Erfolg acht Monate lang gestillt hatte. Das war möglich, weil er Östrogen genommen und alles getan hatte, was Frauen auf der ganzen Welt tun, wenn sie Babys stillen wollen, obwohl sie in letzter Zeit nicht schwanger waren und kein Kind zur Welt gebracht haben. Die Methode macht es erforderlich, daß das Kind erst ausgiebig saugt. Die Stimulierung der Brustwarzen setzt dann schließlich den Laktationsprozeß in Gang. Während das Baby saugt, wird ihm mit einer Pipette Milch in den Mund geträufelt bis die Milchabsonderung aus den Brustwarzen des Vaters garantiert ist. Es ist nicht bekannt, ob viele Männer in der Lage wären, ihre Kinder zu stillen. Selbst bei Frauen, die stillen wollen, ohne schwanger zu sein, sind Motivation und Beharrlichkeit die Hauptfaktoren für das Gelingen. Aber wenn auch nur ein kleiner Prozentsatz von Männern stillen kann, besteht vielleicht die Möglichkeit, daß der G-Punkt eine ähnliche Funktion hat wie die männliche Prostata.

Um festzustellen, ob tatsächlich alle Frauen diesen G-Punkt haben, ließen John Perry und Beverly Whipple einen Arzt oder eine Krankenschwester mehr als 400 Frauen untersuchen, die sich freiwillig als Versuchspersonen zur Verfügung gestellt hatten. Bei jeder der untersuchten Frauen wurde der G-Punkt gefunden. Wenn wir auch noch nicht mit Sicherheit behaupten können, daß jede Frau einen solchen Punkt hat, so berichten doch immer mehr Ärzte, daß sie den G-Punkt immer wieder finden.

Wenn man aber unweigerlich auf den G-Punkt stößt, wenn man danach sucht, wie kommt es dann, daß er bisher übersehen worden ist? Viele Leute sind der Ansicht, Ärzte müßten alles über den menschlichen Körper wissen. Den Ärzten wird jedoch vorgeschrieben, alles zu vermeiden, was die Patienten sexuell erregen könnte. Während einer normalen gynäkologischen Untersuchung wird die Stelle, an der sich der G-Punkt befindet, für gewöhnlich palpiert und nicht stimuliert. Es ist daher kein Wunder, daß der G-Punkt nicht aufgefallen ist. Nicht stimuliert ist er relativ klein und nur schwer auszumachen, da man ihn ja nicht sieht.

Der G-Punkt schwillt bei einer ärztlichen Untersuchung ebenso selten an wie der Penis. Richten sich die Ärzte allein nach dem, was sie in der Praxis erleben, so müßten sie zu dem Schluß kommen, daß der männliche Penis schlaff und durchschnittlich fünf Zentimeter lang ist!

In *A New View of a Woman's Body*, von der Federation of Feminist Women's Health Centers herausgegeben, wird die Stelle, die wir den G-Punkt nennen, ›Urethralschwamm‹ genannt. In medizinischen Fachbüchern haben die Autoren nichts über die Struktur gefunden, daher haben sie dem G-Punkt selbst einen Namen gegeben.[12] Sie erklären, daß das Gewebe die Urethra umgibt und schützt, indem es sich bei sexueller Erregung und beim Verkehr mit Blut füllt und sozusagen als Puffer zwischen dem Penis und der Urethra fungiert.

Wie kann eine Frau ihren G-Punkt selbst finden? Das ist fast unmöglich, wenn sie auf dem Rücken liegt, weil dabei aufgrund des Gesetzes der Schwerkraft die inneren Organe nach unten und vom Scheideneingang weggezogen werden. Deshalb wären sehr lange Finger und eine außergewöhnliche Vagina nötig, um den G-Punkt auf diese Weise zu lokalisieren. Sitzt man oder geht man in die Hocke, stehen die Chancen schon besser. Da der erste Impuls der Frauen bei der Stimulierung des G-Punktes zumeist sehr dem Harndrang ähnelt, wäre es vielleicht keine schlechte Lösung, nach der Stelle zu suchen, während man auf der Toilette sitzt. Urinieren Sie, bevor Sie versuchen, den G-Punkt ausfindig zu machen, damit Sie nicht glauben, Ihr Tun signalisiere eine gefüllte Blase. Tasten Sie den oberen Teil der Vorderwand Ihrer Vagina ab, indem Sie einen festen Druck nach oben ausüben. (Manche Frauen finden, daß es eine große Hilfe ist, wenn sie gleichzeitig mit der anderen Hand von außen unmittelbar oberhalb des Schambeins auf den Unterleib drücken.) Wenn man den G-Punkt stimuliert und er anzuschwellen beginnt, fühlt er sich zwischen zwei Fingern oft wie ein kleiner Höcker an. Wahrscheinlich verspüren Sie in Ihrem Innern eine deutliche Erregung, die sofort nachläßt, wenn die Finger keinen Druck mehr ausüben.

Auch für Ärzte, die den G-Punkt finden wollen, während ihre Patientin auf dem Rücken liegt, ist diese bimanuelle Untersuchungsmethode sehr ratsam. Ein Feedback von seiten der Patientin bei Anwendung dieser Methode erleichtert es dem noch unerfahrenen Arzt, die Stelle zu finden. Der israelische Arzt Zwi Hoch wendet die bimanuelle Technik auch an, um Patientinnen und ihre Partner zu lehren, wie man diese Stelle findet.[13]

Wenn man mit dem Finger darüberfährt, fühlt sich der G-Punkt wie eine kleine Bohne an. Wird er stimuliert, kann er bis auf die Größe eines Fünfpfennigstückes oder manchmal sogar auf die eines Markstückes anschwellen. Bei manchen Frauen ist die Stelle größer, genau wie manche Frauen schwerere Brüste und manche Männer einen größeren Penis haben. Die Größe irgendeines dieser Geschlechtsmerkmale hat keinerlei Einfluß auf die Empfindsamkeit und Erregbarkeit. Die Frauen reagieren ganz unterschiedlich auf die Stimulierung des G-Punktes, genau wie manche Frauen das Berühren der Brustwarzen mehr genießen als andere. Bei ärztlichen Untersuchungen hat sich herausgestellt, daß der G-Punkt bei Frauen, die das Klimakterium schon hinter sich haben, oft kleiner ist, doch unterscheidet sich ihre Reaktion auf die Stimulierung des G-Punktes in nichts von jener der Frauen, die noch nicht in den Wechseljahren sind.

Wenn Sie immer wieder fest über diese Stelle streichen, fühlt sich das sehr angenehm an, und Sie könnten feststellen, daß es in Ihrem Uterus zu Zuckungen oder Kontraktionen kommt. Experimentieren Sie mit Ihrem G-Punkt, wie Sie es vielleicht auch mit Ihrer Klitoris getan haben, wenn Sie wissen, wie man auf diese Weise masturbiert. Sie werden wahrscheinlich einen stärkeren Druck auf den G-Punkt ausüben wollen und werden dann tiefer im Innern Erregung verspüren als beim Masturbieren über die Klitoris.

Wenn Sie das Gefühl überwunden haben, Ihre Blase entleeren zu müssen, möchten Sie vielleicht lieber ins Bett gehen oder es sich anderweitig bequemer machen. Falls Sie immer noch befürchten, Wasser lassen zu müssen, nehmen Sie ein Handtuch mit. Stimulieren Sie die Stelle immer weiter, während Sie knien oder mit gespreizten Knien auf Ihren Fersen sitzen. Sollten Sie dabei einen Orgasmus haben, achten Sie darauf, ob und wie er sich von den Orgasmen unterscheidet, zu denen es durch Stimulierung der Klitoris kommt. Manche Frauen sondern eine klare Flüssigkeit ab, wenn sie einen solchen Orgasmus haben. Wenn Sie zu diesen Frauen gehören, haben Sie kurz, bevor es dazu kommt, vielleicht wieder das Gefühl, urinieren zu müssen. (Wenn Sie eine Flüssigkeit ausscheiden, so ist diese viel klarer und weißer als Urin und riecht auch nicht nach Urin. Im 3. Kapitel gehen wir näher auf dieses Ejakulat ein.)

Wenn Sie einen Partner haben, den Sie mögen, wollen Sie Ihren G-Punkt vielleicht mit ihm zusammen entdecken. Das ist am einfachsten, wenn Sie sich mit gespreizten Beinen auf den Bauch legen und die Hüften leicht anheben. Ihr Partner sollte mit dem Handteller nach unten zwei Finger in Sie einführen und die Vorderwand Ihrer Vagina abtasten (die in diesem Fall dem Bett am nächsten ist), und zwar mit festem Zugriff. Bewegen Sie Ihr Becken, damit er leichter an die Stelle herankommt. Sagen Sie Ihrem Partner, was Ihnen guttut. Dies ist im übrigen auch eine ausgezeichnete Stellung für die Stimulierung durch den Penis. Wenn Ihr Partner mit dem Handteller nach oben einen oder zwei Finger in Ihre Vagina einführt, während Sie auf dem Rücken liegen, kann er den G-Punkt für gewöhnlich ertasten, indem er Druck auf die obere

Wand der Vagina ausübt, und zwar auf die Stelle etwa in der Mitte zwischen der Unterseite des Schambeins und dem Ende der Vagina, an dem sich der Muttermund befindet. Wenn Ihr Partner dabei gleichzeitig die andere Hand oberhalb des Schamhaars auf Ihren Unterleib legt, ist das manchmal eine Hilfe bei der Stimulierung des G-Punktes.

Es gibt auch noch eine andere Stellung, die viele Paare für günstig halten. Dabei liegt der Mann auf dem Rücken, und die Frau sitzt mit seinem Penis in ihrer Vagina auf ihm. In dieser Stellung kann sich die Frau so bewegen, daß der Penis ihren G-Punkt berührt. Das kann zu einer Folge von Orgasmen führen. Wundern Sie sich nicht, wenn Sie beim ersten Versuch dieser Art nichts oder nur geringes Vergnügen empfinden. Sie brauchen Übung, um mit dieser neuen Technik vertraut zu werden. Wenn Sie es beim erstenmal nicht als angenehm empfinden oder es Sie irritiert, hören Sie auf. Versuchen Sie es ein andermal wieder. Wenn Sie dabei Vergnügen empfinden, möchten Sie vielleicht weitermachen.

Da der G-Punkt nah an der Blase und der Urethra liegt, haben die Frauen, wie gesagt, oft das Gefühl, urinieren zu müssen – auch wenn es durch die Stimulierung des G-Punktes nicht zu einem Erguß kommt. Das kann wiederum ernste Folgen haben. Viele Frauen unterdrücken daraufhin wahrscheinlich ihre Gefühle, wenn sie an diesem Punkt angelangt sind, oder enthalten sich sogar jeglicher sexuellen Betätigung, weil sie sich schämen, in Verlegenheit geraten oder befürchten, sie könnten tatsächlich urinieren. Indem sie so ihre Gefühle unterdrücken, blockieren und verhindern sie auch den Orgasmus.

Barbara, eine siebenundzwanzigjährige Näherin, als Kind eine notorische Bettnässerin, erschien bei einem Eheberater. Wenn sie auch nicht nur deshalb Hilfe suchte, so hatte sie doch ein Problem, das ihren Mann immer wieder wütend machte. Jedesmal kurz vor dem Geschlechtsverkehr stand sie auf, um auf die Toilette zu gehen, obwohl sie immer unbedingt ihre Blase entleerte, bevor sie sich sexuell betätigten. Ihre Ängste waren in dem Bettnässen während ihrer Kindheit begründet. In der tröstlichen Gewißheit, daß dieses Gefühl ganz normal ist und nicht bedeutet, daß sie tatsächlich urinieren wird, war diese Frau hinfort in der

Lage, die Gefühle zu genießen, die sie überfluteten. Der
Geschlechtsverkehr wurde nicht mehr unterbrochen, und
sie kam zum Orgasmus.

Viele Frauen haben es gern, wenn ihre Klitoris ganz sanft
stimuliert wird. Damit aber die Stimulierung des G-Punktes
angenehme Gefühle hervorruft, muß oft ein fester kräftiger
Druck darauf ausgeübt werden. Wie schon gesagt, eine Frau, die
ihren G-Punkt gefunden hat und weiß, wie er sich anfühlt, ist
oft in der Lage, die Stelle selbst zu stimulieren, indem sie
gleichzeitig von außen her Druck auf den Unterleib gleich
oberhalb des Schamhaars ausübt.

Die vierundzwanzigjährige Virginia, eine Blindenhundtrai-
nerin, berichtete:
Früher wußte ich nichts von dem G-Punkt. Alle meine
Lustgefühle beschränkten sich auf die Klitoris. Aber nach-
dem ich daran gearbeitet hatte, die Muskeln in meiner
Vagina zu kräftigen, kam ich mit meinen Mann zum
Orgasmus – besonders, wenn er von hinten in mich ein-
drang. Er ist oft auf Geschäftsreisen, und ich habe es
inzwischen gelernt, zu masturbieren, indem ich den
G-Punkt durch meinen Bauch hindurch stimuliere. Natür-
lich ersetzt mir das Berühren des G-Punktes mit der einen
und das Berühren der Klitoris mit der anderen Hand nicht
das Zusammensein mit ihm, aber es ist auf jeden Fall eine
herrliche Art des Masturbierens.

Die Empfindlichkeit des G-Punktes ist vielleicht auch die
Erklärung für die orgastischen Empfindungen mancher Frauen
während der Entbindung, denn es ist möglich, daß der G-Punkt
stimuliert wird, wenn das Kind durch den Geburtskanal gleitet.
Eine Frau schrieb uns:
Ich habe kürzlich mein zweites Kind zur Welt gebracht.
Ist es möglich, daß der von Ihnen im Zusammenhang mit
der Stimulierung des G-Punktes erwähnte Druckeffekt mit
dem unfreiwilligen Zwang zum Pressen im Endstadium
der Wehen zu tun hat? Auf den G-Punkt wurde doch ein
beträchtlicher Druck ausgeübt, als das Baby das Scham-
bein erreichte.

Eine einundsechzigjährige Frau, seit siebenunddreißig Jahren verheiratet, sagte:

Ich habe drei Kinder gesund und glücklich zur Welt gebracht. Doch dabei habe ich eine Erfahrung gemacht, die mir seitdem keine Ruhe mehr läßt. Als ich zur Geburt des zweiten Kindes ins Krankenhaus ging, bat mich der Arzt, auf die Toilette zu gehen. Dort hatte ich den phantastischsten Orgasmus, den man sich nur vorstellen kann. Dabei war Sex das letzte, woran ich in diesem Augenblick dachte. Der Arzt hat mir entweder nicht geglaubt, oder er wollte nicht darüber sprechen. Ich habe deswegen immer Schuldgefühle gehabt, und meine besten Freundinnen haben mich angesehen, als hätte ich den Verstand verloren. Könnte es sein, daß durch die Lage des Fötus Druck auf den G-Punkt ausgeübt wurde?

Es wäre sicher lohnend, der Sache auf den Grund zu gehen.

Wenn man einen hochempfindlichen G-Punkt hat, kann das gelegentlich zum Problem werden. So schrieb uns eine Frau:
Bei mir ist der Gräfenberg-Punkt sehr ausgeprägt und überempfindlich. Deswegen genieße ich den Sex in vollem Maße. Aber bei einer gynäkologischen Untersuchung habe ich dann Probleme, denn wenn der Spiegel an die Stelle kommt, gelange ich sofort zum Höhepunkt. Dann muß ich mich eisern zusammennehmen, um das zu verhindern.

Das bestätigte auch ein Mann, der uns schrieb:
Vor vielen Jahren habe ich den Gräfenberg-Punkt durch reinen Zufall entdeckt. Ich wußte nicht, was das war, merkte jedoch, daß meine Partnerin fast zerfloß, wenn ich diese Stelle richtig berührte. In den letzten Jahren hatte ich das Vergnügen, mit mehreren verschiedenen Frauen Sexualverkehr zu pflegen, und ich habe feststellen können, daß jede Frau anders auf die Stimulierung dieser Stelle reagiert. Manche zeigen nur eine schwache Reaktion, andere wiederum werden dabei zum Vulkan.

Das Vorhandensein und die Lage des G-Punktes ist bei Operationen ein wichtiges Kriterium für den Chirurgen. Wenn er an der falschen Stelle einen Einschnitt macht, bringt er die Frau vielleicht in Zukunft um den Lustgewinn. Aus Briefen und Gesprächen wissen wir, daß sich die Chirurgie positiv, aber auch negativ auf die Sexualität auswirken kann. Das kann sowohl von der Art des operativen Eingriffes als auch davon abhängen, welche Nervenenden und Gewebe in Mitleidenschaft gezogen wurden. Es gibt auch Frauen, die nach der Entfernung des Uterus von einer Steigerung der Lustempfindungen sprechen.

Ich habe durch diese Stelle schon immer Orgasmen gehabt. Das fühlt sich phantastisch an, und wir sind beide ganz versessen darauf. Vor neun Jahren, als ich dreißig war, hatte ich eine Totaloperation. Doch die Eierstöcke wurden nicht entfernt, und seit der Operation fühlt es sich noch viel besser an.

Es gibt aber auch Frauen, die vom Gegenteil berichten.
Ich mache mir schon seit geraumer Zeit ziemliche Sorgen. Ich habe den Arzt, der die Hysterektomie an mir durchgeführt hat, gefragt, warum ich keinen Orgasmus mehr in der Vagina habe wie vor der Operation. Da hat er mir ins Gesicht gelacht und behauptet, so etwas gäbe es gar nicht. Er hat auch einen Eingriff an der Blase vorgenommen. Kann das vielleicht der Grund sein, warum ich nicht mehr wie zuvor zum Höhepunkt gelange? Läßt sich dem jetzt noch durch einen weiteren Eingriff abhelfen?

Da wir jetzt nicht mehr glauben müssen, die Klitoris sei die Hauptquelle der Lustgefühle, kann eine Zerstörung des Gewebes an besagter Stelle in der Vagina den G-Punkt unter Umständen eliminieren, wodurch die Lustgefühle der Frauen verringert oder sie sogar ganz um diese gebracht würden.
    Eine Frau wollte folgendes wissen:
Ich habe eine Frage, die mir sehr am Herzen liegt und die mich bedrückt, seit mein Gynäkologe mir im Juni sagte, daß er bei mir eine Teilhysterektomie für notwendig hält. Ich bin zweiundvierzig Jahre alt und hatte in all den zweiundzwanzig Jahren meiner Ehe ein erfülltes Sexualleben. Ich habe diese tiefen Orgasmen, die man als Herunter-

*drücken des Uterus bezeichnet, und eben das macht
mir Sorgen. Wie kann ich das gleiche empfinden, wenn
gar kein Uterus mehr da ist? Ich brauche wohl nicht zu
erwähnen, daß es mir widerstrebt, mit meinem Gynäkologen über diese Sorgen zu sprechen. Er ist schließlich
ein Mann. Und obwohl ich großes Vertrauen zu meinem
Arzt habe, weiß doch nur ich, was ich empfinde und wie
ich reagiere. Nur ich kenne meine Orgasmen. Ich fürchte,
was auch immer ein Mann mir in dieser Angelegenheit
sagen könnte – ich würde seinen Worten kein allzu großes
Gewicht beimessen.*

Gräfenberg hat vermerkt, daß eine Frau nach einer Hysterektomie möglicherweise nicht mehr zum Orgasmus kommt,
»wenn bei der Operation die erogene Zone in der Vorderwand
der Vagina entfernt wurde«.[14] Und doch berichten viele Frauen,
die eine Hysterektomie hinter sich haben, daß sie auch weiterhin diese starken Orgasmen haben, auch das Gefühl des Herun-
terdrückens, obwohl sie ihre Gebärmutter gar nicht mehr
haben. Das läßt sich vielleicht durch die Tatsache erklären, daß
die Nerven, die den Uterus und den G-Punkt versorgen, noch
intakt sind, daher wird der Muskelreflex im oberen Teil der
Vagina nicht beeinträchtigt.

Wichtig erscheint den Medizinern auch die Frage, wie sich
ein Pessar auf den G-Punkt auswirkt. Das Pessar, das in den
Vereinigten Staaten häufig als Mittel zur Geburtenkontrolle
empfohlen wird, blockiert unter Umständen die Stimulierung
des G-Punktes. Wird ein Pessar eingesetzt, so ist es zuweilen
schwierig, wenn nicht sogar unmöglich, den G-Punkt zu ertasten.

Eine junge Frau, die sich wegen der Intensität ihrer Lustgefühle schuldig fühlte und deshalb ganz verlegen war, berichtete
uns:

*Es war erschreckend. Beim Verkehr war meine Reaktion
ungeheuer stark. Durch nichts, was man uns gelehrt hatte,
waren wir darauf vorbereitet worden. Zu Anfang bin ich
immer und immer wieder gekommen. Dann habe ich mir
ein Pessar einsetzen lassen, da ist das gottlob nicht mehr
vorgekommen.*

Eine Frau schrieb uns:
Ich bin neunundzwanzig Jahre alt, verheiratet, und kenne
dieses erregende Gefühl schon seit zehn Jahren. Um nichts
auf der Welt würde ich darauf verzichten wollen. Eine
Weile habe ich ein Pessar benutzt. Da habe ich gleich
gemerkt, daß es fast unmöglich war, zum Höhepunkt zu
kommen.

Aber bei anderen Frauen war die Benutzung eines Pessars nicht
abträglich, hat die Stimulierung des G-Punktes nicht beeinträchtigt. Eine einundvierzigjährige Frau, seit dreiundzwanzig
Jahren verheiratet, sagte aus: »Ich trage jetzt seit fünf Jahren ein
Pessar. Es scheint die Orgasmen nicht zu verhindern oder auch
nur zu behindern, macht sie manchmal sogar noch schöner.
Aber die Stellung ist wichtig – es klappt nicht nur, wenn der
Mann von hinten eindringt, sondern auch, wenn die Beine ganz
hochgelegt sind.«
　Es kann sein, daß die Anpassung des Pessars unter Berück-
sichtigung der Lage des G-Punktes bei jeder Frau sehr wichtig
ist. Dies sollte man bedenken, wenn man überlegt, welche
Methode der Geburtenkontrolle man anwenden soll. Bei Frau-
en, deren G-Punkt unmittelbar hinter dem Schambein liegt
(anstatt weiter oben in der Vagina), wird das Pessar wahrscheinlich keinen Orgasmus verhindern. Wo das Pessar jedoch die
Lustgefühle beeinträchtigt, ist die Verwendung einer Portiokappe vielleicht ratsamer, wenngleich die Food and Drug
Administration sie noch nicht genehmigt hat und sie in den
Vereinigten Staaten bisher nur versuchsweise erhältlich ist.
Die Kappe sitzt direkt auf dem Muttermund und verschließt
ihn. Sie beeinträchtigt die Stimulierung des G-Punktes nicht.
Darüber waren sich Gräfenberg und Dickinson schon im Jahre
1944 im klaren, als sie schrieben:
Gelegentlich berichtet eine Patientin, daß sie nicht mehr
zum Orgasmus kommt, wenn sie ein Pessar in der Vagina
trägt, weil der Hauptteil oder die ganze erogene Zone an der
suburethralen Fläche der Vorderwand der Vagina liegt. Die
Portiokappe läßt die Vorderwand frei, während das Pessar
sie verdeckt. Daher kommen die Patientinnen wieder zum
Orgasmus, wenn der Austausch vorgenommen worden ist.[15]

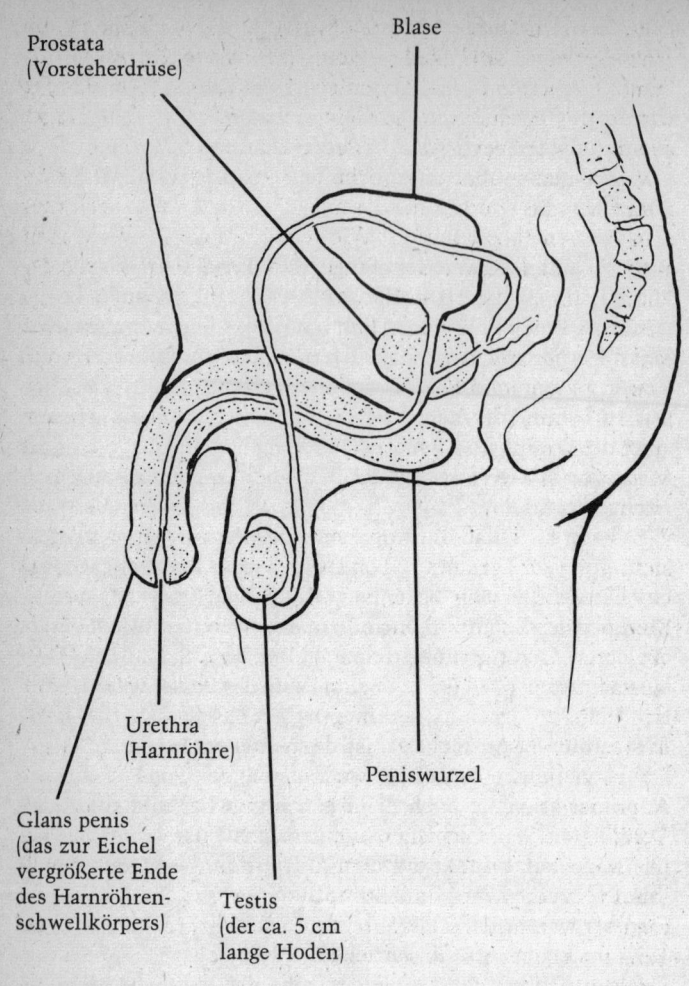

Prostata
(Vorsteherdrüse)

Blase

Urethra
(Harnröhre)

Peniswurzel

Glans penis
(das zur Eichel
vergrößerte Ende
des Harnröhren-
schwellkörpers)

Testis
(der ca. 5 cm
lange Hoden)

Illustration 2
Die männlichen Genitalien

Frauen, die mit dem Pessar als Mittel zur Geburtenkontrolle ganz zufrieden sind, selbst wenn die Stimulierung des G-Punktes während des Geschlechtsverkehrs beeinträchtigt wird, bitten ihren Partner vielleicht, die Stelle mit dem Finger zu stimulieren, bevor sie das Pessar einsetzen.

Männer haben auch eine hochempfindliche Stelle wie den G-Punkt um die Urethra herum am Blasenhals. Bekannt unter dem Namen Prostatadrüse. Wie den G-Punkt, so kann man auch diese Stelle mit einem Finger oder Penis stimulieren, der Mann kann sie jedoch selbst nur schlecht erreichen.

Manche Männer lösen das Problem, indem sie ihren Daumen einführen und gegen die Vorderwand des Rektums pressen und dann nach unten in Richtung Anus massieren. Die günstigste Stellung nimmt der Mann ein, wenn er mit angezogenen Knien auf dem Rücken liegt und die Füße flach auf das Bett stellt. Manche Männer ziehen es vor, die Beine noch weiter hochzuziehen. Die Prostata kann man als weiche Masse ein paar Zentimeter innerhalb des Rektums an der Vorderwand ertasten. (Die meisten Mediziner sind dagegen, daß man irgend etwas in das Rektum einführt, wenn man es dann mit anderen Körperteilen in Verbindung bringt, ohne vorher eine gründliche Waschung mit Wasser und Seife vorzunehmen.)

Anfänglich wird das Massieren der Prostata wie das Stimulieren des G-Punktes oft als unangenehm empfunden, insbesondere wenn es im Laufe einer ärztlichen Untersuchung geschieht. Doch wenn die Prostata beim Liebesakt massiert wird, so ist das nach Aussage vieler Männer ein sehr angenehmes Gefühl. Wenn die richtige Stelle berührt wird, ist das ein ungewöhnliches und ganz herrliches Gefühl, vom emotionellen und physiologischen Standpunkt her so ganz anders, als man es gemeinhin der Stimulierung der Eichel zuschreibt. Hier kann man Parallelen ziehen zu den unterschiedlichen Auswirkungen der G-Punkt- und der Klitoris-Stimulationen, von denen uns die Frauen berichten.

Wenn die Prostata auf diese Weise bis zur Ejakulation stimuliert wird, kommt der Samen für gewöhnlich nicht herausgespritzt, sondern fließt heraus, wenngleich sich die Menge durchaus mit der bei der normalen Ejakulation ausgestoßenen messen kann. Männer berichten, daß der Orgasmus durch die

Stimulierung der Prostata eher dem Gefühl des Nach-unten-Drückens ähnelt, von dem Frauen im Zusammenhang mit der Stimulierung des G-Punktes sprechen. Sie erinnern sich sicher noch an die Hoyts, über deren Erfahrungen wir zu Beginn dieses Kapitels berichteten.

Unser Wissen um die freudespendenden Aspekte der Prostata wurde durch die neu hinzugewonnenen Kenntnisse im Hinblick auf die Lustgefühle beim Druck auf den G-Punkt unterbaut. Gräfenberg war übrigens nicht der erste, der den G-Punkt in allen Einzelheiten beschrieben hat. Das war der holländische Anatom Regnier de Graaf, der bereits im siebzehnten Jahrhundert die erste moderne Beschreibung der männlichen und weiblichen Genitalien beim Menschen lieferte. Im Gegensatz zu mehreren anderen Anatomen seiner Zeit ging es ihm nicht nur um die strukturelle Bedeutung der weiblichen Genitalien, er ließ auch die erotischen Aspekte nicht außer acht. De Graaf beschrieb detailliert die epitheliale Auskleidung der Urethra und stellte fest, »die Substanz könnte man aus gutem Grund die weibliche Prostata oder den corpus glandulosum nennen...« Er fährt fort: »Die Prostata hat die Funktion, einen schleimigen Saft zu erzeugen, der die Frauen libidinöser macht... An dieser Stelle sollte auch vermerkt werden, daß die Absonderung der weiblichen Prostata ebensoviel Vergnügen bereitet wie die aus der männlichen Prostata.«[16]

Auf de Graafs Arbeit wurden wir erstmals durch den Artikel von Sevely und Bennett in der Februarausgabe des *Journal of Sex Research* aus dem Jahre 1978 aufmerksam. Die ausgezeichnete Besprechung dieser beiden, die Analyse der gesamten Literatur über die Ejakulation bei der Frau, hat einen Großteil der Untersuchungen ausgelöst, mit denen wir uns in diesem Buch befassen.

Das Wissen um den G-Punkt beruht beileibe nicht nur auf den Schriften de Graafs und Gräfenbergs. Viele andere Ärzte und Anatome haben darüber geschrieben – jedoch nicht unter dem Aspekt der erogenen Zone. Sie bezeichnen den G-Punkt als eine Stelle, an der es leicht zu einer venerischen Infektion kommen kann oder auch zu Komplikationen infolge einer Operation. Der Funktion des G-Punktes beim gesunden Menschen wurde wenig oder keinerlei Bedeutung beigemessen.[17]

Der Arzt Alexander Skene befaßte sich 1880 mit dem Problem, die verschiedenen Drüsen und Gänge um die Urethra der Frau herum zu entleeren, wenn sie mit Gonococcus (Gonokokken) infisziert waren. Skene zeichnete Diagramme, um die Sache anschaulicher zu machen, und bis heute sind die urethralen Drüsen unter dem Namen Skenedrüsen bekannt. Bald darauf begann eine ganze Anzahl anderer Forscher über diese Drüsen zu schreiben. Sie waren der Auffassung, die weiblichen Urethraldrüsen seien embryologisch gesehen ein Homolog der Prostata eines fünf bis sechs Monate alten männlichen Fötus.[18]

Im Jahre 1941 schrieb der Arzt George Caldwell, die Drüsen variierten bei verschiedenen Menschen in ihrem Entwicklungsstand.
Sie besitzen eine Struktur und erzeugen ein Sekret, die man nur mit den Prostatadrüsen des Mannes vergleichen kann...
Sie sind embryonale Überbleibsel, die bei der Frau keine wesentliche Funktion haben, bei der normalen Frau jedoch anscheinend bei Stimulierung eine bestimmte Reaktion hervorrufen. Einen Hinweis darauf gibt das häufige Vorkommen zurückgehaltener Sekretion in den Drüsen.[19]

Fast ein halbes Jahrhundert hielt es niemand für nötig, sich näher mit Skenes Erkenntnissen zu befassen. Doch im Jahre 1943 begann der Geburtshelfer und Gynäkologe John W. Huffman die Skenedrüsen zu untersuchen und kam zu dem Schluß, Skene selbst hätte das Ausmaß der Drüsen und Gänge um die Urethra herum gewaltig unterschätzt.[20] Im gleichen Jahr erschien ein Artikel im *Journal of the American Medical Association*, in dem von Fällen von Hypertrophie oder Vergrößerung der ›Prostata‹ bei Frauen berichtet wurde, die operiert werden mußten.[21, 22]

Im Jahr 1953 kam der Urologe Samuel Berkow zu dem Schluß, dieses Gewebe sei erigibel und könne als ›corpus spongeosum‹[23] gelten (wie das erigible Gewebe im männlichen Penis). Aber Berkow hat nie die Umstände untersucht, unter denen es erigiert sein konnte. Sein Interesse galt dem Urinieren, und er hatte den Eindruck, dieses ›erigible Gewebe‹ habe die Aufgabe, die Urethra abzuklemmen und so das Urinieren unter Kontrolle zu halten. Leider entging diese Sphinkterfunktion anderen Urologen. Daher geriet auch rasch in Vergessenheit, daß das ›erigible Gewebe‹ auch noch andere Funktionen außerhalb ihres Fachgebietes haben könnte.[24]

Sollen wir dieses Gewebebündel die ›weibliche Vorsteherdrüse‹ nennen? Die anatomischen und embryologischen Parallelen sind unbestreitbar, es ist offensichtlich nur noch eine Frage der Semantik. Die Prostata des Mannes hat zum Beispiel die Aufgabe, einen Teil der Samenflüssigkeit zu erzeugen. (Durch die Hoden kommt das Sperma hinzu.) Wenn der G-Punkt oder das umliegende Gewebe ein Homolog der Prostata des Mannes ist, dürfte es uns eigentlich nicht überraschen (obwohl dies wissenschaftlich noch nicht ausgewertet und zur Zeit noch rein hypothetisch ist), daß manche Frauen unter gewissen Voraussetzungen dort auch eine Flüssigkeit ausscheiden. Das bringt uns zu der zweiten Entdeckung, die John Perry und Beverly Whipple den Sexualforschern unterbreitet haben – der Ejakulation der Frau.

III
Die Ejakulation bei der Frau

Im Mai 1981 brachte *Newsweek* einen Artikel mit dem Titel
›Just How the Sexes Differ‹ (Worin sich die Geschlechter
unterscheiden). Einer der Punkte unter der Überschrift ›Ein-
deutige Unterschiede‹ war neben der Laktation der Frau die
Ejakulation des Mannes. In beiden Fällen irrt sich *Newsweek*.
Wir haben im vorhergehenden Kapitel schon erwähnt, daß
Männer unter besonderen Umständen in der Lage sind, ein
Kind zu stillen. Wir wissen auch, daß viele Frauen berichten,
sie würden ejakulieren. Man hat übrigens schon seit undenkli-
chen Zeiten Kenntnis von der weiblichen Ejakulation.

Aristoteles war, wie gesagt, wahrscheinlich der erste, der
über die Ejakulation der Frau geschrieben hat, und Galen, der
im zweiten Jahrhundert vor Christus lebte, soll auch davon
gewußt haben. De Graaf hat in seinem *New Treatise Concerning the Generative Organs of Women* die weibliche Prostata
detailliert beschrieben. Er vermerkt: »...während des Geschlechtsaktes scheidet sie eine Flüssigkeit aus und schmiert
den Gang damit so reichlich, daß sie sogar aus dem Pudendum
herausläuft. Dies ist der Stoff, den man tatsächlich für weibliche Samenflüssigkeit halten könnte.«[1] De Graaf spricht auch
davon, daß die Flüssigkeit mit starkem Druck herausschießt.

Obwohl die Ejakulation bei der Frau viel spektakulärer und
ihr Vorkommen kontroverser ist als das Auffinden des G-
Punktes, so ist sie doch ein Phänomen, das man nicht bei allen
Frauen findet, zumindest nicht in unserer Kulturwelt. Alle von
John Perry und Beverly Whipple untersuchten Frauen hatten
einen G-Punkt, von dessen Existenz viele Frauen vor der
Untersuchung nichts wußten. Vor ein paar Jahren haben wir
angefangen, die Studentinnen bei unseren Vorlesungen zu

fragen, ob sie je persönlich eine Ejakulation gehabt oder so etwas schon erlebt hatten. Nur etwa 10 Prozent hoben die Hand. Der Prozentsatz ist seitdem ständig gestiegen, vor kurzem lag er schon bei 40 Prozent. Wie erklärt sich diese Zunahme? Die Kenntnis vom Vorhandensein dieses Phänomens hilft den Frauen vielleicht, ihre eigenen Erfahrungen richtig zu deuten und genauer zu artikulieren. Das Wissen, daß einige Frauen ejakulieren, hat vielleicht zur Folge, daß andere Frauen und deren Partner eher bereit sind, zuzugeben, daß auch sie diese Erfahrung gemacht haben. Vielleicht aber lassen es daraufhin jetzt mehr Frauen wirklich geschehen. Hingegen ist es auch möglich, daß man manchen Frauen leicht etwas einsuggerieren kann oder sie einfach die Antwort geben, die seit neuestem gesellschaftlich akzeptabel ist. Der Prozentsatz der Frauen, die behaupten zu ejakulieren, ist jedoch am höchsten, wo die Antworten anonym eingehen.

Wenn es bei der Mehrzahl der Frauen vielleicht auch nicht zur Ejakulation kommt, ist dieses Thema doch so wichtig, daß es nicht mehr von der Hand zu weisen ist. Nehmen wir zum Beispiel einmal die Problematik dieses Ehepaares:

Es dämmerte noch nicht, als Lisa die Augen aufschlug. Neben ihr lag John, mit dem sie seit zwei Jahren verheiratet war. Sein Arm ruhte sanft auf ihrem nackten Schenkel. Hatte diese Berührung durch ihn ihren erotischen Traum ausgelöst? Gottlob bin ich noch rechtzeitig vor dem Höhepunkt aufgewacht, dachte sie. Um sicherzugehen, griff sie unter sich und befühlte das Bettuch. Es war trocken. Sie seufzte erleichtert und drehte den Kopf, um John anzusehen. Nur wenige Männer hatten es bisher verstanden, sie so zu fesseln. Keiner, den sie bisher gekannt hatte, war so lieb und sanft gewesen oder hatte sie so geliebt und begehrt. Und genau da lag ihr Problem. Ganz im Gegensatz zu den anorgastischen Frauen ihrer Bekanntschaft hatte Lisa keinerlei Orgasmusschwierigkeiten. Sie hatte ja vor ihrer Ehe schon Erfahrungen gesammelt und wußte daher, daß sie sogar eine ganze Reihe von Orgasmen haben konnte und ungeheuer stark reagierte, was sie unbeschreiblich glücklich machte. Aber das gehörte der Vergangenheit an. Bei John durfte sie sich nicht so gehen-

lassen, denn wenn sie das tat, geschah etwas furchtbar Peinliches. Jedesmal, wenn sie in Ekstase geraten war, hatte sie uriniert. Es war, als sei das beides unlösbar miteinander verbunden. Sie schämte sich entsetzlich. Wer konnte sie mit solchen Schwierigkeiten beim Verkehr schon begehren?

Lisa hatte John kennengelernt, als sie schon eine ganze Reihe unbefriedigender Beziehungen hinter sich hatte. Sie fühlten sich sofort sehr stark zueinander hingezogen, doch Lisa entschloß sich, eine physische Annäherung nicht zu gestatten. Ihr lag zu viel an ihm, als daß sie es riskiert hätte, ihn wieder zu verlieren. Anstatt ihm weiszumachen, sie sei noch Jungfrau, fand sie eine andere Erklärung für ihre ablehnende Haltung. Sie behauptete, sie könnten sich jede Chance verderben, sich richtig kennenzulernen und Freunde zu werden, wie es eine dauernde Liebesbeziehung verlangte, wenn sie sich allzubald miteinander einließen. John hatte das Single-Dasein gründlich satt, hatte keine Lust mehr, von Bett zu Bett zu jagen, und war es müde, sich auf Abenteuer einzulassen, die ebenso schnell endeten, wie sie begonnen hatten. Lisa reizte ihn nicht nur physisch, also beschloß er, geduldig zu warten, bis sie soweit war. An einer Ehe war er damals noch nicht interessiert, und es gab Augenblicke, in denen er sich fragte, ob Lisa dies nicht als Anreiz benutzte, um ihn vor den Traualtar zu schleppen.

Doch John liebte Lisa trotz dieses Verdachts und hatte schließlich nichts mehr gegen die Ehe einzuwenden. Die Heirat verlieh Lisa ein starkes Gefühl der Sicherheit. Jetzt brauchte sie sich sexuell keinen Zwang mehr aufzuerlegen und nicht mehr zu befürchten, daß John sie ihrer sonderbaren sexuellen Verirrung wegen verlassen würde. Aber in der Hochzeitsnacht hielt es Lisa dann doch für besser, sich Zurückhaltung aufzuerlegen. Sie liebte John zu sehr, als daß sie das Risiko eingegangen wäre, Mißbilligung zu ernten. Es gelang ihr tatsächlich, Johns wundervolle Liebesbeweise nicht mit der gleichen Hingabe zu erwidern. Von dem Tag an begann sie, den Höhepunkt zu heucheln. Nur in diesem Punkt belog sie ihn, das war ihr einziges Geheimnis.

Lisa drehte sich, bis sie bequemer lag. Sie wandte sich von ihrem Mann ab und griff instinktiv nach ihrer Klitoris. Ihre Vagina war ganz feucht. Sie begann an sich herumzuspielen und hätte am liebsten laut aufgestöhnt, als ihre Erregung zunahm, doch statt dessen vergrub sie das Gesicht noch tiefer im Kissen und hatte Angst, John aufzuwecken. Wie oft habe ich das schon getan, fragte sie sich. Wie oft hatte sie sich von dem neben ihr liegenden Mann abgewandt, um zu masturbieren, bis sie den Höhepunkt erreichte? Sie war der Überzeugung, daß sie das jetzt eigentlich nicht mehr tun durfte, wo sie glücklich verheiratet war. Auch in der Kirche hatte man ihr das eingeimpft, und in einem Kursus im College hatte sie gelesen, was Freud über Frauen geschrieben hatte, die sich nur an ihrer Klitoris abreagierten. Sie wußte, daß sie beim Liebesakt sehr erregt sein würde, doch dann würde nur wieder das passieren, dessen sie sich so sehr schämte. Darüber hatte sie noch nie etwas gelesen, weder im College noch später. Es verwirrte sie auch, daß der klitorale Orgasmus als kindisch galt, da sie doch wußte, daß sie sowohl beim Liebesakt als auch durch Masturbation zum Orgasmus gelangen konnte.

Ganz in ihr Tun vertieft, wandte sie den Kopf, um sicherzugehen, daß John noch fest schlief. Sie sah in seine weitgeöffneten Augen. Er schlang die Arme um sie und zog sie sie an sich.

»Weißt du überhaupt, wie lange ich schon wach liege und dich begehre? Wie oft ich schon so dagelegen habe?« Voller Sehnsucht sah er sie an.

»Bitte, John«, entgegnete sie. »Nicht jetzt.« So zurückgewiesen, setzte er sich auf und sah sie mit gerunzelter Stirn ganz verwirrt an.

»Ich begreife dich einfach nicht. Du glaubst doch wohl nicht, daß ich nicht merke, wie erregt du bist. Du kannst mir nicht weismachen, daß ich mich irre.«

Er stieg aus dem Bett und begann sich anzuziehen. »Weißt du, Lisa, so kann es wirklich nicht weitergehen. Wir sollten zumindest darüber sprechen. Ich liebe dich von ganzem Herzen. Ich hätte wirklich keine bessere Frau finden können. *Du bist wunderschön, du bist die ideale Frau für mich, in jeder Hinsicht, und doch hast du Angst, den Sex mit mir richtig zu genießen.«*

»Aber bei dir komme ich doch immer, das weißt du.«

»Das hast du mir zwei Jahre lang einzureden versucht. Aber glaubst du wirklich, du kannst mich ewig an der Nase herumführen? Dann laß dir gesagt sein, daß ich weiß, was los ist.«

»Aber wenn du es die ganze Zeit gewußt hast, warum hast du dann nie etwas gesagt?«

»Du gibst es also zu! Du gibst zu, daß du immer nur so getan hast, als hättest du einen Orgasmus?«

Lisa senkte den Blick und brachte kein Wort mehr über die Lippen. Vielleicht würde John ihr vorschlagen, einen Gynäkologen aufzusuchen. Aber das hatte sie schon von sich aus getan. Noch bevor sie John kennengelernt hatte, war sie aus eigenem Antrieb bei einem Frauenarzt gewesen. Der hatte sie an einen Psychiater verwiesen. Während der zwanzig Sitzungen hatte dieser sie nach ihren Kindheitserlebnissen ausgefragt. War sie Bettnässerin gewesen? Wie hatte man sie zur Reinlichkeit erzogen? Diese Fragen hatten zu nichts geführt, und Lisa war sich wie eine Mißgeburt vorgekommen.

Lisa und John sind kein Einzelfall. Wir haben hierüber von vielen Männern und Frauen Briefe bekommen (viele von ihnen betrieben im geheimen Selbstbefriedigung). Bei allen waren die Beziehungen wegen der Ejakulation der Frau getrübt. Eine vierunddreißigjährige Frau schrieb uns:

Es war mir nicht möglich, Verkehr mit meinem Mann zu haben, ohne das Bett naßzumachen, zumindest ein wenig. Mein Mann war mir da gar keine Hilfe, er bat mich immer wieder, auf die Toilette zu gehen, bevor ich ins Bett kam. Nach meiner Scheidung hatte ich dann einen neuen Partner. Ich war sehr gekränkt, als auch er mir vorwarf, ich würde auf ihn urinieren.

Die Autorin eines Buches über Sex schrieb uns:

Das erinnert mich an die Geschichte einer Freundin, deren Partner so abgestoßen war, wenn sie beim Orgasmus ›urinierte‹, daß er sie verließ. Das arme Ding hat lange

71

gebraucht, bis es sich von diesem Schmerz wieder erholt hatte. Die Wunde heilte nur langsam. Sie hegte die Befürchtung, irgend etwas stimme nicht mit ihr, und bekam von ihrem Arzt zu hören, das sei ein physiologisches Problem – viele Frauen hätten während des Orgasmus keine Kontrolle mehr über ihre Blase. Deshalb vermied sie jahrelang jeglichen Kontakt mit Männern und opferte viel Zeit und Geld für Psychiater.

Glücklicherweise waren nicht alle so negativ eingestellt. Wir haben auch viele Briefe von Leuten erhalten, die uns schrieben, daß ihre Liebesbeziehung durch die Ejakulation der Frau vertieft worden war. Eine Frau schrieb uns:
Ich habe seit meinem ersten Geschlechtsverkehr mit fünfzehn Jahren ejakuliert. Da man zu der Zeit noch nicht über sexuelle Dinge sprach, mußte ich annehmen, daß es allen Frauen so ging. Ich kam zum Orgasmus, wenn ich mit meinem Freund knutschte und Petting betrieb und er seinen Mittelfinger tief genug einführte. (Er hatte besonders lange Finger. Das weiß ich, weil ich seither noch mit vier anderen Partnern zusammen war. Nicht alle verstanden es so gut, mich zu stimulieren.) Meine Höschen waren zum Auswinden naß, wenn wir es in seinem Wagen trieben, und – lachen Sie aber bitte nicht – ich pflegte sie im Waschsalon zu trocknen, bevor ich nach Hause ging.
   Ich bin erst vor kurzem dahintergekommen, daß das, was ich von Anfang an erlebt habe, ziemlich selten ist. Jetzt spricht man schon eher über sexuelle Fragen, und so habe ich meinen Schwestern und Freundinnen, ja sogar meiner Mutter, von meinen Erfahrungen erzählt. Nicht eine hat gewußt, wovon ich rede.
   Schließlich habe ich meinen Frauenarzt gefragt, wo all die Flüssigkeit herkommt. Er fragte mich: »Was für eine Flüssigkeit?« Als ich ihm erzählte, wie es mir immer ergeht, behauptete er, das sei Urin. Ich hätte dem alten Esel am liebsten eins über den Schädel gegeben, weil er so halsstarrig war. Er gab zwar zu, daß durch die Wand der Vagina Sekrete ausgeschieden werden, bestritt aber, daß es solche Mengen sein können.

Seine Erklärung überzeugte sie nicht, und sie glaubte, sie hätte eine besondere ›Gabe‹.

Eine andere, vom Glück eher begünstigte Frau schrieb uns: *Meine ersten sexuellen Erfahrungen habe ich in der Ehe gemacht. Mein Mann war mein erster und einziger Partner. Schon von Anfang an hatte ich dieses Gefühl des Vor- und Herausstoßens. Und fast immer kam es dabei zu einer Art von Erguß. Aber erst vor kurzem (nach der Geburt meines zweiten Kindes) kam mir diese sogenannte Stelle so recht zu Bewußtsein. Immer, wenn ich sexuell erregt bin, schwillt diese Stelle an, bis sie regelrecht herausragt, sich so nach außen stülpt, daß sie den Penis meines Mannes erreicht. Die Menge des Ausflusses ist dabei immer ebenso groß oder größer als die der Ejakulation meines Mannes. Zuweilen kommt es mit einer solchen Wucht heraus, daß der Bauch meines Mannes davon ganz naß wird.*

Bei den Frauen wird genau wie bei den Männern das Ejakulat während des Orgasmus sprudelnd ausgestoßen. Bei Frauen kommt es öfter zu diesem Phänomen, wenn der G-Punkt stimuliert wird.

Eine Texanerin, seit achtundzwanzig Jahren verheiratet, schrieb uns: »Seit 1974 geht es mir so. Diese Flüssigkeit wird nicht beim Vorspiel oder beim Orgasmus durch Stimulierung der Klitoris abgesondert, sondern nur, wenn diese Stelle entweder vom Penis oder dem Finger berührt und massiert wird. Ich bin jetzt achtundvierzig Jahre alt. Ich glaube, mein Leben hat erst mit vierzig begonnen.«

Ein Mann schrieb:
Wenn ich Oralverkehr mit meiner Frau habe, führe ich einen Finger in ihre Vagina ein und stoße nach oben. Dann fühle ich, wie sie anschwillt und anschwillt, bis die Flüssigkeit herausgeströmt kommt. Ich nenne sie Liebessaft. Es sind etwa zwei Teelöffel voll. Wenn der Saft zu fließen beginnt, hat meine Frau einen Orgasmus.

Eine Frau schrieb uns, ihr Sexualleben mit ihrem Mann sei ganz in Ordnung gewesen, doch sie sei zuerst nie zum Orgasmus gekommen.

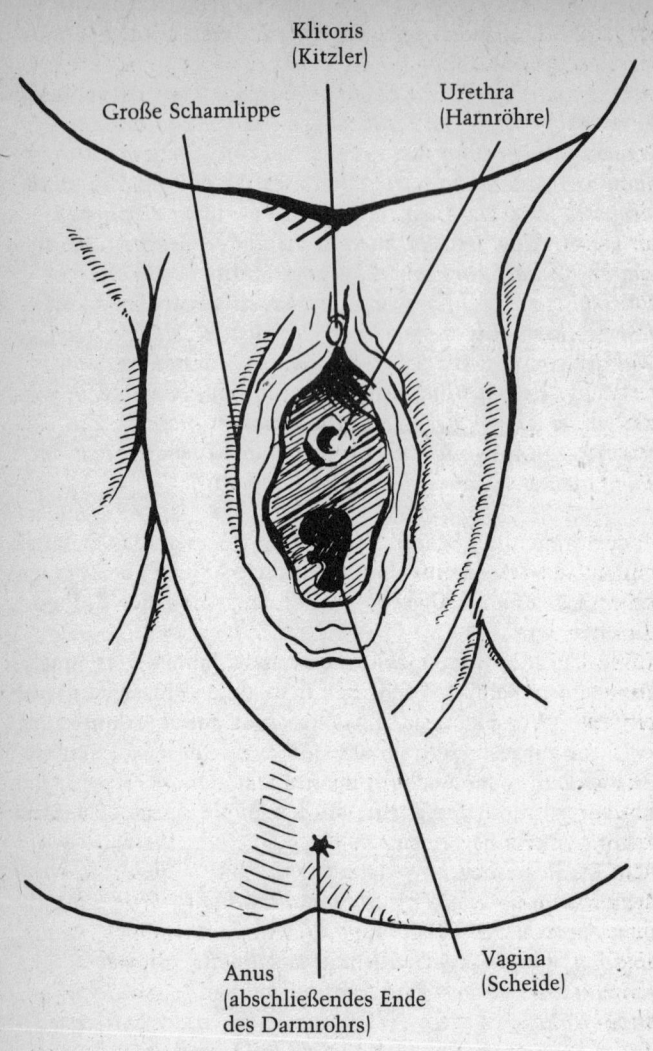

Illustration 3
Äußere weibliche Genitalien

*Wir haben 1969 geheiratet, als es noch nicht an der
Tagesordnung war, daß auch Frauen den Sex genießen. Ich
hatte das Glück, mit einem Mann verheiratet zu sein, der
mich so sehr liebte, daß es mir ganz egal war, ob ich einen
Orgasmus hatte oder nicht. Doch eines Tages geschah es
dann! Mein Mann hat mich oral stimuliert und hatte einen
oder zwei Finger in meiner Vagina. Da hat sich etwas in
mir gelöst. Mein Gott, war das herrlich! Und ganz plötzlich
kam dann diese Flüssigkeit herausgesprudelt. Ich dachte,
ich hätte zufällig durch das Stimulieren Wasser gelassen.
Und von dem Tag an ist es immer wieder geschehen. Seit
zwölf Jahren sind wir jetzt schon unbeschreiblich glücklich
miteinander, sexuell und auch sonst. Sicher zum Teil auch
dank dieser Entdeckung. Es ist so schön, sich zu lieben –
wenn auch ganz schön unsauber. Doch das macht uns
nichts aus.*

Manche Frauen berichten auch, daß sie allein durch Stimulierung der Klitoris einen Erguß haben.
*Ich benutze regelmäßig einen Vibrator. Während eines
klitoralen Orgasmus stellte ich fest, daß ich plötzlich eine
Flüssigkeit absonderte. Mir kam es vor, als sei diese
Flüssigkeit der beim vaginalen Orgasmus ausgeschiedenen
sehr ähnlich, wenn nicht sogar damit identisch.*

Die abgesonderte Flüssigkeitsmenge scheint von Frau zu Frau
zu variieren. Zuweilen ist die Menge auch bei ein und derselben
Frau von Mal zu Mal verschieden. Ein sechsundfünfzigjähriger
Mann schrieb uns: »…ich habe die Erfahrung gemacht, daß die
Menge unterschiedlich ist. Ich würde sagen, eine halbe bis eine
ganze Tasse ist üblich, wenn sich der Mann Mühe gibt, und
diese Orgasmen sind für die Frau auch immer die besten.«
    Eine dreiundzwanzigjährige Systemanalytikerin schrieb uns:
*Ich fühlte genau, wie mein Uterus nach vorn drängte, und
die Stärke der Orgasmen trieb mir die Tränen in die Augen.
Aber ich war mir nicht bewußt, welche ungeheure Menge
an Flüssigkeit aus mir herausgelaufen war – bis ich aus
dem Bett stieg, das völlig durchweicht war. »Bin ich das
gewesen?« fragte ich ihn. »Ja.« »Das alles?« »Ich habe ja*

noch nicht mal meine Hose ausgezogen.« »Donnerwetter«,
sagte ich. Von da an war der Gräfenberg-Punkt mein
›Liebesknopf‹, und ich genieße den Sex doppelt, seit ich
weiß, daß ich kommen kann ›wie ein Mann‹.

Eine sechzigjährige Frau und dreifache Großmutter berichtete:
Seit meinem ersten Ehejahr habe ich Unmengen von
Flüssigkeit abgesondert. Manchmal sind es nur ein paar
Tropfen, aber zuweilen auch fast ein halber Liter.

An den Berichten all dieser Männer und Frauen fällt auf, daß sie
dazu neigen, die Flüssigkeitsmenge zu überschätzen – so wie
auch die Menge des bei der Menstruation ausgeschiedenen
Blutes – (etwa vier Teelöffel voll) und die des männlichen
Samens (etwa ein Teelöffel voll) manchmal als mehr angesehen
wird, als es den Tatsachen entspricht. Der Mann, der von einer
halben oder sogar einer ganzen Tasse voll spricht, übertreibt die
Menge höchstwahrscheinlich, wenn auch seine Beobachtung,
daß die Menge variiert, vermutlich richtig ist. In den Fällen von
Ejakulation bei Frauen, die John Perry, Beverly Whipple und
ihre Kollegen beobachten konnten, wurden lediglich einige
Tropfen bis höchstens ein viertel Teelöffel voll abgesondert.

Was ist das für eine Flüssigkeit, die manche Frauen im
Augenblick des Orgasmus ausscheiden? Sie hat nicht die Farbe
von Urin, riecht und schmeckt nicht wie Urin und macht auch
keine Flecken wie Urin. Die Flüssigkeit wird abwechselnd
farblos, klar oder milchig genannt. Aber keine Frau – wie groß
ihre Angst auch sein mochte, sie könnte urinieren – hat die
Flüssigkeit je als gelb bezeichnet. Einer Frau Mitte Dreißig
sagte der Arzt, ihre Erfahrungen seien das Ergebnis von Harninkontinenz. Das glaubte sie ihm nicht. Um festzustellen, ob es
zutraf oder nicht, machte sie ein originelles Experiment. Nachdem sie Tabletten eingenommen hatte, die den Urin blau
färben, inspizierte sie die ›feuchten Stellen‹ auf dem Bettuch,
als sie infolge mehrerer Orgasmen wieder diese Flüssigkeit
abgesondert hatte. Manche Flecke waren völlig farblos, andere
nur ganz schwach blau gefärbt. Daraufhin ließ sie absichtlich
etwas Urin auf das Bettuch tropfen. Diesmal war die Farbe
unbestreitbar tiefblau. Daraus schloß diese erfindungsreiche

Frau, daß die während ihrer Orgasmen ausgestoßene Flüssigkeit nicht aus der Blase kommen konnte.[2] Eine zweiundzwanzigjährige Frau und Mutter von Zwillingen behauptete, die von ihr abgesonderte Flüssigkeit trockne zu einem weißlichen Pulver ein und hinterließe keine Flecken.

Männer und Frauen sind sich darüber einig, daß die von der Frau ausgeschiedene Flüssigkeit geruchlos ist oder zumindest nicht nach Urin riecht. Eine Frau sagte: »Obwohl mein Arzt behauptet hat, es sei Urin, weiß ich, daß das nicht stimmt, weil ich daran gerochen und geleckt habe.« Zuweilen wird uns auch berichtet, die Flüssigkeit habe einen Geschmack und der ändere sich von Zeit zu Zeit.

Ein Mann aus Oregon, seit zwanzig Jahren verheiratet und Vater von zwei Kindern, schrieb uns: »Ich habe schon immer gewußt, daß es sich bei der Flüssigkeit nicht um Urin handelt. Manchmal ist sie bitter, aber für gewöhnlich süß. Das hängt wohl von der Ernährungsweise oder dem Stoffwechsel der Frau ab.« Es ist berichtet worden, daß der Geschmack der Ejakulationsflüssigkeit des Mannes sich ganz nach dem richtet, was er gegessen hat. Das ist wahrscheinlich auch bei der von der Frau abgesonderten Flüssigkeit der Fall.

Eine Frau, die seit neunzehn Jahren verheiratet ist, Kinder im Alter von zehn und zwölf Jahren hat und sich als gläubige Christin bezeichnet, berichtete: »Der Geruch und Geschmack ändert sich viermal pro Monat. Er ist scharf, dann säuerlich, herb und dann wiederum sehr, sehr süß. Der süße Geschmack hält etwa drei Tage an, und zwar unmittelbar vor meiner Periode. Übrigens ganz, ganz köstlich. Besser als Honig und längst nicht so dickflüssig.«

Doch es gibt nicht nur Unterschiede in Geschmack und Aussehen, auch die Häufigkeit ist ganz unterschiedlich. Manche Frauen berichten, daß sie jedesmal beim Liebesakt diese Flüssigkeit absondern, andere machen diese Erfahrung nur gelegentlich. Einige Frauen haben eine zyklische Wiederkehr festgestellt, die wahrscheinlich mit dem Monatszyklus zusammenhängt. »In den dreizehn Jahren meiner Ehe ist es bei mir fast jedesmal beim Geschlechtsverkehr zu einer Ejakulation gekommen.« »Die meiste Zeit habe ich beim Orgasmus eine Ejakulation«, erzählte eine achtundfünfzigjährige Großmutter.

»Bei mir kommt es etwa in der Hälfte aller Fälle zu einer Ejakulation«, schrieb eine siebenundzwanzigjährige Krankenschwester.

Eine sechsundzwanzigjährige Geburtshelferin, die von sich sagt, sie sei »korpulent, glücklich verheiratet und Mutter von zwei Kindern«, berichtet: »Es geschieht etwa jedes sechstemal, wenn wir uns lieben. Die Flüssigkeit ist farb- und geruchlos, und sofort, nachdem diese Flüssigkeit ausströmt, fühle ich mich immer ungeheuer erleichtert.«

Was empfinden andere Männer und Frauen im Hinblick auf die weibliche Ejakulation? Da kommt die ganze Skala menschlicher Empfindungen zum Ausdruck – vom Ekel bis zur Ekstase, von der Verwirrung bis zur Bejahung. Wir waren erstaunt, wie viele Menschen über sechzig, siebzig und sogar achtzig Jahre uns von ihren Erfahrungen mit der weiblichen Ejakulation berichteten. Ganz typisch ist eine Frau von achtundsechzig Jahren, »seit neun Jahren mit einem sechs Jahre älteren Mann verheiratet und davor sechzehn Jahre allein«. Sie fügte hinzu: »Ich bin Ihnen sehr dankbar dafür, daß Sie so viele unausgesprochene Fragen beantwortet haben, die mich schon lange beschäftigen. Sie haben meine Befürchtungen zerstreut, daß ich vielleicht keine normale Frau sei.«

Eine seit achtunddreißig Jahren verheiratete zweiundsechzigjährige Frau äußerte sich wie folgt:
Im Laufe der Jahre ist es bei mir oft zu einer Ejakulation gekommen. Es war der reinste Geysir, das Bett war immer ganz naß davon. Die Flüssigkeit unterschied sich deutlich von der üblichen Lubrikation und hatte auch immer einen Eigengeruch. Es kommt für gewöhnlich dazu, wenn ich oben sitze. Es stört uns überhaupt nicht. Mein Mann und ich haben dieses Phänomen immer einem verstärkten Lustgefühl zugeschrieben. Sehr oft war es bei uns beiden von multiplen Orgasmen begleitet. Es war wohl naiv von mir anzunehmen, daß es anderen Frauen genauso geht.

Eine siebenunddreißigjährige Frau, deren Mann dreiundvierzig ist, »beide Hochschulabsolventen, mit überdurchschnittlichen akademischen und sportlichen Leistungen«, schrieb uns: »Ich habe mein ›Geheimnis‹ niemals enthüllt, weil in allen Artikeln, die ich darüber gelesen habe, behauptet wird, so etwas sei unmöglich. Jahrelang bin ich mir wie ein Monster oder eine Nymphomanin vorgekommen. Sicher teilt auch mein Mann diese Auffassung.«

Eine sechsundzwanzigjährige Krankenschwester, die kurz vor ihrem Diplom steht, schrieb uns:
Als ich das erstemal eine Ejakulation hatte, konnte ich es kaum glauben. Streßinkontinenz ist für mich nie ein Problem gewesen, und ich habe vor dem Geschlechtsverkehr immer meine Blase entleert. Jedenfalls schien es meinen Partner nicht zu stören, und mich hat es auch nicht gestört. Ungute Gedanken konnten gar nicht aufkommen. Das Vergnügen überwog.

Eine Achtundzwanzigjährige berichtet: »Diese Ejakulation kann auch Nachteile haben. Wenn ich auf meinem Mann sitze (das ist die beste Stellung) und die warme Flüssigkeit über die Genitalien meines Mannes rinnt, ist es ihm fast unmöglich, noch länger an sich zu halten.«

Doch es gibt auch das andere Extrem. Eine einundzwanzigjährige geschiedene Frau schrieb uns, ihr Mann sei fest davon überzeugt gewesen, sie habe jedesmal beim Liebesakt auf ihn uriniert. Das machte ihn so wütend, daß er eines Tages »absichtlich auf mich pinkelte, mich verließ und die Scheidung einreichte«.

Wie ist es nur möglich, daß ein Phänomen, das so weit verbreitet ist wie die Ejakulation der Frau, vom Ärztestand nicht anerkannt, sondern als viktorianische pornographische Phantasien oder Harn-Streßinkontinenz abgetan wurde? Viele Frauen haben uns geschrieben, sie hätten sich deshalb auch an ihre Ärzte gewandt, um besser zu verstehen, was da in ihnen vorging.

Eine Frau aus Alabama, die erst vor kurzem Witwe geworden war, berichtete:
Ich gehöre zu den Frauen, die jahrelang ihre Ärzte oder sogar Ärztinnen um Aufklärung über das gebeten haben, was in ihrem Körper vorgeht. Manche behaupteten, ich hätte eine schwache Blase. Andere sagten nur, manche Frauen hätten eben eine feuchtere Vagina als andere.

Eine Zweiundvierzigjährige sagte zu diesem Thema aus:
Nach meiner Hysterektomie begann bei mir das Auslaufen
von Flüssigkeit. Das war mir schrecklich peinlich und nahm
mir sofort jegliche Lust. Glücklicherweise ist mein Mann sehr
verständnisvoll. Als ich zu einer Routineuntersuchung zu
meinem Arzt ging, erzählte ich ihm davon. Er sagte, daß ich
zum Chirurgen muß, wenn das nochmal geschieht.

Und eine Sechzigjährige, die den Rat, den sie erhielt, nicht
befolgt hat, gab ihrer Erleichterung Ausdruck: »Zwanzig Jahre
lang habe ich zahllose Ärzte aufgesucht und Unsummen dafür
ausgegeben. Zehn Ärzte versicherten mir, ich müsse mich
wegen dieser Sache einer Operation unterziehen. Jetzt weiß ich
endlich, was mein ›Problem‹ ist und daß ich nicht den Verstand
verlieren werde.«

Nicht alle Ärzte, von denen wir hörten, waren gleichgültig
oder alarmiert. Manche waren eine Hilfe, wenn sie auch nicht
über ausreichende Informationen verfügten. Eine achtunddrei-
ßigjährige Ehefrau, Mutter von drei Kindern, berichtete: »Ich
habe meinen Arzt danach gefragt. Seine Antwort lautete, die
Ärzte verstünden das auch nicht, wüßten nicht einmal, wo
diese Flüssigkeit herkommt. Ich solle mir keine Sorgen machen, sondern es einfach genießen. Das tue ich natürlich, aber
ich möchte es auch begreifen.«

Manche Ärzte waren eine Hilfe und auch gut informiert. Seit
1958 weigert sich der Urologe Bernard Hymel, Frauen zu
operieren, die wegen Harn-Streßinkontinenz an ihn überwie-
sen werden, nach seiner Ansicht aber lediglich beim Orgasmus
Flüssigkeit ausschieden. Er hatte das Originalwerk Gräfenbergs gelesen und wußte von dem G-Punkt sowie von der
Ejakulation bei der Frau. Dreimal hat er seinen Kollegen seine
Auffassung ganz offiziell mitgeteilt. Die meisten hielten ihn
daraufhin für verrückt. Er fühlte sich im Recht, doch kam er
sich völlig isoliert vor, bis er Beverly Whipple kennenlernte, die
seine mutige Haltung bestätigte.

Ein Rückblick auf die historische Literatur über die weibliche Ejakulation wirft vielleicht etwas Licht auf das, was schon
bekannt war, sowie auf die Tatsache, warum Laien und Fachleute gleichermaßen die weibliche Ejakulation so lange einfach

ignoriert oder zumindest nicht eingestanden und unter den Tisch gekehrt haben. Die gleichen Kapazitäten, die den G-Punkt beschrieben haben, brachten auch die weibliche Ejakulation zur Sprache. In beiden Fällen wurden sie fast völlig ignoriert. Zu Beginn dieses Kapitels haben wir Aristoteles, Galen und de Graaf erwähnt. Sie waren aber keineswegs die einzigen, die davon berichtet haben. Das Thema wird auf bemerkenswerte Weise auf nichtwissenschaftlicher Basis in *The Pearl* behandelt, einer Sammlung viktorianischer Kurzgeschichten, Gedichte, Briefe und Balladen. Darin gibt es eine Fülle von Hinweisen auf die weibliche Ejakulation. Diese wurden jedoch als männliche Sexualphantasien abgetan. Im Jahre 1926 veröffentlichte der Arzt Theodore H. van de Velde einen populären Leitfaden für die Ehe. Darin erwähnte er auch die Tatsache, daß manche Frauen während des Orgasmus eine Flüssigkeit ausstoßen.[3] Anthropologen haben darüber berichtet, daß die weibliche Ejakulation in der Tat bei den Pubertätsriten eines bestimmten afrikanischen Stammes eine wichtige Rolle spielt.

Die Batoro von Uganda haben eine Sitte, die sich *kachapati* nennt. Das heißt ›die Wand bespritzen‹. Bei den Batoro gilt nämlich eine junge Frau erst dann als heiratsfähig, wenn die älteren Frauen ihres Dorfes sie gelehrt haben, wie man eine Ejakulation hat.[4]

Im Jahre 1950 schrieb Gräfenberg deutlich über die weibliche Ejakulation im Hinblick auf die Lust. Zu der ›gelegentlichen Hervorbringung von Flüssigkeit im Augenblick des Orgasmus‹ sagte er aus:

Zu dem konvulsivischen Ausstoßen von Flüssigkeiten kommt es immer im Augenblick der Akme des Orgasmus und gleichzeitig mit ihm. Wenn sich eine Gelegenheit bietet, den Orgasmus solcher Frauen zu beobachten, sieht man, daß große Mengen einer klaren durchsichtigen Flüssigkeit sprudelnd nicht aus der Vulva, sondern aus der Harnröhre ausgestoßen werden... Die reichliche Sekretion, die beim Orgasmus austritt, dient nicht dem Einschmieren der Vagina, sonst würde sie schon zu Beginn des Geschlechtsverkehrs und nicht erst auf dem Höhepunkt des Orgasmus produziert.[5]

Gräfenberg wies zwar darauf hin, daß er die Flüssigkeit untersucht hatte, gab aber nicht an, nach welchem Verfahren er dabei vorgegangen war.

Zuerst dachte ich, der Blasensphinkter sei durch die Intensität des Orgasmus defekt geworden. In der Sexualliteratur ist vom unfreiwilligen Ausscheiden von Urin die Rede. Doch in den von uns beobachteten Fällen wurde die Flüssigkeit untersucht. Sie hatte keine Ähnlichkeit mit Urin. Ich neige daher zu der Annahme, daß der ›Urin‹, der während des weiblichen Orgasmus ausgeschieden worden sein soll, kein Urin ist, sondern nur Sekrete der intraurethralen Drüsen, die mit der erogenen Zone an der Urethra entlang in der vorderen Vaginalwand zusammenhängen.[6]

Da die Flüssigkeit aus der Harnröhre kommt, durch die sowohl Männer als auch Frauen urinieren, ist es sehr wichtig, wissenschaftlich zu belegen, daß sich die weibliche Ejakulation in der Tat vom Urin unterscheidet. Es steht schon lange fest, daß die in Verbindung mit dem Orgasmus vom Mann ausgestoßenen Flüssigkeiten der Urethra kein Urin sind, doch bis zum Jahre 1980 hatte außer Gräfenberg niemand von einer Untersuchung der Flüssigkeit berichtet, die beim Orgasmus der Frau ausgeschieden wird.

In diesem Jahr analysierte dann ein Forscherteam, dem auch Edwin Belzer jr., Beverly Whipple und John Perry angehörten, Urinproben und Proben der ausgeschiedenen Flüssigkeit von Freiwilligen, die angewiesen worden waren, mindestens achtundvierzig Stunden vor Entnahme ihrer Urin- und Ejakulationsproben nicht mit männlicher Samenflüssigkeit in Berührung zu kommen. Die Proben wurden bei den Frauen zu Hause aufgefangen. Dann wurden die Proben sofort eingefroren und an Belzer an der Dalhousie University in Halifax/Neuschottland geschickt. Über die Ergebnisse der Analyse der von einer Freiwilligen ausgeschiedenen Flüssigkeiten wurde im *Journal of Sex Research* vom Februar 1981 berichtet.[7]

Die von den anderen Versuchspersonen ausgeschiedenen Flüssigkeiten wurden ebenfalls analysiert. Die Ergebnisse waren denen, über die in obengenannter Zeitschrift berichtet wird, sehr ähnlich. Die chemische Analyse sonderte die Ejakulationsflüssigkeit mit Hilfe von vier chemischen Tests vom Urin ab. Zwei Substanzen, Prostatasäurephosphatase (ein Enzym, von dem man früher annahm, es sei vornehmlich ein Sekret der männlichen Prostata) und Glukose (Zucker) waren in der Ejakulationsflüssigkeit wesentlich stärker vertreten als in den Urinproben. Der Anteil an Urea und Creatinin (beides Endprodukte des Proteinstoffwechsels im Urin) war in den Ejakulationsproben wesentlich niedriger als in den Urinproben.

Der Arzt Frank Addiego und Beverly Whipple schickten auch nicht identifizierte Proben von Ejakulationsflüssigkeit von Männern mit Vasektomie, weibliche Ejakulationsflüssigkeit und Urinproben zwecks chemischer Analyse an Labors am Ort. Wieder war der Anteil an Prostatasäurephosphatase in den weiblichen Ejakulationsflüssigkeiten höher als in den Urinproben, wenn auch nicht entfernt so hoch wie in den vom Mann ausgeschiedenen Flüssigkeiten.

Vor der von Belzer durchgeführten Analyse hatten Sevely und Bennett die Literatur hinsichtlich dieses Phänomens gründlich durchforstet und ihre Schlußfolgerungen in einem Artikel unter dem Titel ›Concerning Female Ejaculation and the Female Prostate‹ (Betrifft die weibliche Ejakulation und die weibliche Prostata) im *Journal of Sex Research* vom Februar 1978 veröffentlicht. Sie kamen zu dem Schluß, daß Frauen eine Ejakulation haben können und daß die von Frauen durch die Harnröhre ausgestoßene Flüssigkeit auch eine Komponente an Prostataflüssigkeit beinhaltet. Obwohl sie keine chemischen Analysen vornahmen, hat sie doch das gründliche Sichten medizinischer und populärwissenschaftlicher Bücher zu dem Schluß kommen lassen, daß die von den Frauen ausgeschiedenen Sexualsäfte (wie die der Männer) das erotische Vergnügen noch steigern oder zumindest dazu beitragen können.[8]

Im Anfangsstadium sind die Genitalien bei allen menschlichen Embryos gleich. Etwa sechs Wochen nach der Befruchtung beginnt die Differenzierung bei den Gonaden, dann bei den inneren und schließlich bei den äußeren Genitalien. Eierstöcke und Hoden haben einen gemeinsamen Ursprung, sind so strukturiert. Das ursprünglich vorhandene Genitalsystem kann sich nach beiden Richtungen entwickeln – zu männlichen oder weiblichen Genitalien werden. Embryologen und Anatome benutzen die Terminie ›rudimentär‹ oder ›atrophiert‹, um die vielen Übereinstimmungen bei Mann und Frau zu beschreiben, die keine klar ersichtliche Funktion haben und anscheinend nichts anderes sind als embryonale Überreste der entsprechenden Drüsen oder Organe beim anderen Geschlecht. Es gibt für jede Drüse und jedes Organ beim Mann bei der Frau ein Gegenstück – und umgekehrt.[9]

Wenn auch in medizinischen und populärwissenschaftlichen Werken immer wieder von der Ejakulation der Frau die Rede war, so haben die zeitgenössischen Sexualforscher dieses Phänomen doch übergangen, bis der Artikel von Sevely und Bennett erschien.

Im Jahr 1966 schrieben Masters und Johnson, die Ejakulation der Frau sei eine ›weitverbreitete, doch irrige Auffassung‹.[10] Kinsey war näher auf das Thema eingegangen, als er ein paar Jahre zuvor schrieb:

Da die Prostata und die Samenstränge bei der Frau nur rudimentäre Strukturen sind, hat sie keine richtige Ejakulation. Bei der Kontraktion der Vaginamuskeln beim Orgasmus wird vielleicht ein Genitalsekret ausgeschieden, in manchen Fällen kommt es sogar herausgesprudelt. Dies wird häufig als Ejakulation der Frau bezeichnet, besonders in der vorsätzlich erotischen Literatur, doch dieser Terminus kann genaugenommen in diesem Zusammenhang nicht benutzt werden.[11]

In *The Female Eunuch* (Der weibliche Eunuch), erschienen im Jahre 1970, konstatierte Germaine Greer: »Alle möglichen völlig falschen Vorstellungen über Frauen sind immer noch in Umlauf, obwohl sie schon vor Jahren widerlegt wurden. Viele Männer weigerten sich, von der Vorstellung zu lassen, Frauen könnten eine Ejakulation haben. Obwohl sich diese Auffassung lange gehalten und in der Geschichte Fuß gefaßt hat, ist sie reine Phantasie und entbehrt jeglicher Grundlage.«[12]

Sevely und Bennett vermuten, daß ein Grund für die mangelnde Bereitschaft, sich mit der Ejakulation der Frau abzufinden, in Sprachschwierigkeiten zu suchen ist. In alten Zeiten wurde das Wort ›semen‹ (Samenflüssigkeit) benutzt, um ›seed‹ (Samen) oder ›Ejakulat‹ beider Geschlechter zu bezeichnen. Vielleicht erinnern Sie sich daran, daß de Graaf von der Auffassung seiner Vorgänger spricht, dieses Ejakulat enthielte ›weibliche Samenflüssigkeit‹ (semen), doch als sich unter dem Mikroskop herausstellte, daß nur das männliche Ejakulat Spermien enthielt, »benutzte man das Wort, mit dem man bis dahin die von beiden Geschlechtern abgesonderten Flüssigkeiten bezeichnet hatte, in der wissenschaftlichen Literatur nur noch im Zusammenhang mit Männern. Da die bei der Ejakulation der Frau ausgestoßene Flüssigkeit keinen Samen (seed) enthielt, gab es für diese Flüssigkeit hinfort keinen Terminus mehr, mit dem man sie hätte beschreiben können.«[13]

Die Insulaner von Trobriand im südlichen Pazifik wußten nicht nur von dem G-Punkt und der Bedeutung der Beckenbewegung, sie wußten auch von der Ejakulation der Frau. Für die Ausscheidung des Mannes und der Frau benutzten sie das gleiche Wort – *momona*. (*Ipipisi momona* bedeutet wörtlich übersetzt ›die Ausscheidung kommt herausgesprudelt‹.) Die Insulaner glauben, die Ausscheidung erhöht die Gleitfähigkeit und steigert die Lust. Westliche Anthropologen, die weibliche Ejakulationen zweifellos für einen Mythos hielten, haben vermutet, die Frauen verschiedener Inselgruppen Melanesiens urinierten beim Orgasmus. Doch es ist sehr unwahrscheinlich, daß die Insulaner von Trobriand die Ejakulation für Urin halten würden, um dann zu behaupten, ihr Sinn läge in der verbesserten Gleitfähigkeit und dem gesteigerten Vergnügen.[14] Rein physiologisch gesehen ist es dem Mann kaum möglich, während des Orgamus zu urinieren. Auch einer Frau dürfte das schwerfallen – es sei denn, sie leidet an einer Erkrankung der Blase oder hat schwache Muskeln. Die Behauptung, diese Insulanerinnen urinierten für gewöhnlich beim Orgasmus, steht nicht nur im Widerspruch zu den Berichten der Insulaner selbst – auch vom physiologischen Standpunkt her sind Zweifel angebracht.

John Perry und Beverly Whipple haben die Theorien von Sevely und Bennett noch weiter ausgeführt. »Ohne einen Namen verschwand die weibliche Ejakulation sehr schnell aus den wissenschaftlichen Werken. Und da die von der Frau beim

Orgasmus ausgeschiedene Flüssigkeit nicht der Fortpflanzung dient, kann sie nur einen Sinn haben – sie dient dem Vergnügen. Aber die Vorstellung der Frauen, den Sex einfach um seiner selbst willen zu genießen, ist noch relativ neu. Niemand sah daher einen Grund, über eine Flüssigkeit zu schreiben, die nicht der Fortpflanzung dient.«[15]

Manchmal steht nicht fest, ob eine Frau eine Ejakulation hat oder an Harn-Streßinkontinenz leidet. Letzteres kann durch Niesen, Husten, Lachen, Springen oder einen Orgasmus bewirkt werden. Es ist auch möglich, daß beides gleichzeitig geschieht, wenn auch die Harninkontinenz häufiger bei Frauen vorkommt, die schwache Pubococcygeus-Muskeln haben. Zu einer Ejakulation kommt es zumeist bei Frauen mit starken Pubococcygeus-Muskeln.

Auch wenn die Diagnose auf Harn-Streßinkontinenz hinausläuft, müssen unbedingt die Beckenmuskeln untersucht werden, bevor operiert wird. Streßinkontinenz kann oft schon allein dadurch behoben werden, daß man seine Muskeln trainiert. (Darauf gehen wir im 4. Kapitel, in dem von der großen Bedeutung des Muskeltonus für den Lustgewinn die Rede ist, noch ausführlich ein.)

Offenbar besteht die Gefahr, daß die Ejakulation infolge einer Operation vermindert werden oder ganz entfallen kann. Doch manche Frauen berichten, wie diese sechsunddreißigjährige Mutter von drei Kindern, an der mit siebenundzwanzig eine Hysterektomie vollzogen wurde, daß es seit der Operation bei ihr leichter zu einer Ejakulation kommt:
Nach meiner Operation dachte ich immer, ich müsse beim Sex urinieren. Doch es hat sich so gut angefühlt, daß ich nicht aufhören wollte. Und wir wußten, daß es kein Urin sein konnte, weil ich meine Blase vor dem Verkehr immer entleert habe. Jedesmal wenn ich zwei- bis viermal eine Ejakulation habe, denke ich tief im Innern, daß ich doch Glück habe, mich so großartig zu fühlen und soviel Freude am Sex zu haben. Ich will damit nicht sagen, daß die Frauen eine Hysterektomie über sich ergehen lassen sollten, um Freude am Sex zu haben. Aber sie sollten wissen, daß sie nicht nur durch die Gebärmutter zur Befriedigung gelangen (wenn überhaupt).

Beverly Whipple und John Perry haben die Hypothese aufgestellt, daß Frauen mit Ejakulationen weniger anfällig für Cystitis (Infektionen der Blase) sind. Diese Theorie wird zumindest indirekt von dem Bericht einer Frau unterbaut, die offensichtlich ihre Ejakulation zurückgehalten hat. »Nach dem Verkehr bekomme ich oft Blaseninfektionen und schreckliche Magenkrämpfe. Ich habe mich immer gefragt, ob das vielleicht daher kommt, daß ich versuche, diese Absonderung von Flüssigkeit während des Verkehrs zu vermeiden, indem ich an mich halte – jedenfalls, solange ich nicht wußte, was das war.«

Eine andere Frau drückt das folgendermaßen aus:

Ich bin ein wenig verwirrt wegen des Gefühls, urinieren zu müssen. Die Verwirrung rührt von einer ganz bestimmten Gedankenverbindung her – dem Unbehagen, das dieses Bedürfnis, sich zu entleeren, hervorruft sowie dem Einsetzen aller Symptome einer Zystitis. Könnte das Stimulieren des G-Punktes mit diesen Symptomen zusammenhängen? Oder beruht die Anspannung vielleicht manchmal auf der Tatsache, daß man keine ›Ejakulation‹ gehabt hat?

Vielleicht sind nur Frauen, die den Drang verspüren, eine Ejakulation zu haben, und ihn unterdrücken, besonders anfällig für Zystitis. Das muß noch weiter erforscht werden. Aber es erscheint uns durchaus möglich, daß eine Frau empfänglicher für Infektionen ist, wenn sie die Flüssigkeit zurückhält. Ähnliche Erfahrungen haben Frauen gemacht, deren Brüste mit Milch gefüllt waren, deren Babys aber nicht verfügbar waren, um sie herauszusaugen. Das Anschwellen führt zu einem Stau, wodurch sich die Brustdrüsen ebenfalls entzünden können.

Manche Frauen erleben vielleicht eine rückläufige Ejakulation, wenn die Flüssigkeit beim Orgasmus in die Blase einschießt, anstatt aus der Harnröhre zu sprudeln. John Perry und Beverly Whipple sind zu dieser Annahme gelangt, weil eine ganze Reihe von Frauen berichtet hat, daß sie infolge der vaginalen Stimulierung unmittelbar nach dem Orgasmus urinieren müssen. Wenn sie das taten, sei aber nur eine kleine Menge einer klaren oder weißlichen Flüssigkeit herausgekommen, die gar nicht nach Urin aussah.

Eine Frau, die vor Jahren an einer Wirbelsäulenverletzung litt, schildert ihre Erlebnisse folgendermaßen:

Im Alter von zehn Jahren hatte ich einen Wirbelsäulen-tumor, so lautete die Diagnose. Nun habe ich eine Paraplegie. Ich bin seit dreißig Jahren verheiratet, wir haben zwei Töchter. Weil ich ständig Schwierigkeiten mit der Blase hatte, nahm mein Arzt eine Ileostomie vor (Benutzung eines Abschnittes des Dünndarms, um den Urindurchlauf von der Harnröhre umzuleiten). Die Blase wurde nicht entfernt. Angeblich bestand keine akute Gefahr. Das hat sich inzwischen geändert. Mein Arzt hält jetzt eine Blasenresektion für erforderlich. Ich habe Angst – denn wenn sie nicht wissen, wo die Flüssigkeit herkommt, wie wollen sie dann sicher sein, daß das Problem damit gelöst wäre? Wenn die Frauen etwas durch die Harnröhre ausscheiden, was Ähnlichkeit mit der männlichen Samenflüssigkeit hat, ist es da nicht möglich, daß auch ich diese Flüssigkeit ausscheide, daß sie zurück-läuft und sich in meiner Blase staut?

Eine Sexualberaterin berichtet von einem Erlebnis, das sie ein paar Tage vor der Geburt ihres Kindes hatte, und fügt hinzu, daß sie von anderen Frauen weiß, denen es ebenso ergangen ist. Kurz vor dem errechneten Geburtstermin schied sie eine große Menge Flüssigkeit aus. Ihr Arzt schloß daraus, daß ihre Frucht-blase geplatzt war. Als er sie jedoch untersuchte, stellte er fest, daß sie noch völlig intakt war. Es kam noch zweimal zu dem gleichen Phänomen. Ihr Mann, ein Arzt, untersuchte eine Probe dieser Flüssigkeit unter dem Mikroskop. Er kam zu dem Schluß, daß es sich weder um Urin noch um eine amniotische Flüssigkeit handelte, wenn er auch nicht wußte, was es war. Es ist möglich, daß durch die Lage oder eine Bewegung des Fötus Druck auf den G-Punkt ausgeübt wurde und es dadurch zu einer Ejakulation kam.

Ein anderes Thema, das es verdient, eingehend erforscht zu werden, ist der Zusammenhang zwischen Hormonen und der Ejakulation bei der Frau. Da wir nicht genau wissen, aus was für Geweben der G-Punkt besteht und wo die Ejakulationsflüssig-keit herkommt, kann man sich schwerlich Spekulationen über den Einfluß der Hormone hingeben. Der G-Punkt scheint bei

Frauen, die ihre Wechseljahre schon hinter sich haben, kleiner zu sein, die Hormone könnten da also durchaus eine Rolle spielen. Außerdem ist uns noch nichts über Ejakulationen bei Mädchen zu Ohren gekommen, die noch nicht in der Pubertät sind. Das ist jedoch nicht weiter verwunderlich, denn junge Mädchen sprechen nicht gern über ihre sexuellen Erfahrungen. Wenn es jedoch zutrifft, daß die Frauen genau wie die Männer erst in der Pubertät ejakulieren, haben die Hormone möglicherweise eine ähnliche Auswirkung auf die Flüssigkeitserzeugung.

Eine Frau, die zusätzlich Hormone nimmt, schrieb uns folgendes:

Ich bin sechzig. Nach den Wechseljahren – das liegt jetzt mehr als zwanzig Jahre zurück – bekam ich wegen meiner Hitzewallungen Östrogen verschrieben. Seitdem habe ich unterschiedlich starke Dosen – manchmal auch gar keine – eingenommen. Für meinen Mann und mich steht es außer Zweifel, daß ein enger Zusammenhang zwischen der Östrogenzufuhr und der ausgestoßenen Flüssigkeit besteht. Je höher die Östrogendosis, desto größer die ausgestoßene Flüssigkeitsmenge. Als man anfing, im Zusammenhang mit dem Östrogen Angst vor Krebs zu bekommen, beschloß ich, zumindest während der Wintermonate lieber die Hitzewallungen auf mich zu nehmen. Mein Arzt zuckte mit den Schultern, erklärte sich aber damit einverstanden, das Östrogen abzusetzen. Natürlich hatte ich immer noch Hitzewallungen, aber diese Absonderung von Flüssigkeit blieb praktisch aus. Jetzt bin ich wieder bei der niedrigsten Dosis angelangt (drei Wochen Östrogen, eine Woche keins), und schon am Ende dieser Woche ohne Östrogen wird ein merklicher Unterschied spürbar.

Eine siebenundsechzigjährige Witwe sagt von sich, sie sei »ziemlich alt und unansehnlich – aber ich habe einen noch älteren hausbackenen Freund, der nicht dieser Meinung zu sein scheint – daher ein gelegentliches Zusammensein«. Sie schrieb uns folgendes, wollte aber nicht, daß wir ihren Namen nennen, da ihre zwölf Enkelkinder möglicherweise Einwände geltend machen könnten:

Kurz nach dem Tode meines Mannes fing ich an, Östrogen zu nehmen, weil es hieß, das könne bei heftigen Depressionen helfen. Es schien auch meine entsetzliche Nervosität sowie den erschreckenden Mangel an Energie zu beheben, der auf den Tod des Gatten folgte. Vielleicht hat diese Östrogentherapie eine Zunahme der Flüssigkeit bewirkt, denn im Laufe der Jahre kam sie mir immer mehr zu Bewußtsein – wenn ich auch sicher bin, daß sie schon immer vorhanden war. Als ich fünfundsechzig war, stieß man bei einer Krebsuntersuchung auf ein paar Krebszellen. Ich unterzog mich einer Totaloperation. In dem entfernten Gewebe wurden keine Krebszellen gefunden. Beim Verkehr spritzt immer noch ein wenig Flüssigkeit heraus, wenn auch längst nicht mehr so viel. Die Entfernung des Uterus und der Eierstöcke hat also dieses Phänomen nicht beeinträchtigt. Nach der Operation hat mein Interesse am Sex sehr abgenommen, ist fast gar nicht mehr vorhanden, doch dieser kleine ›Sprudel‹-Mechanismus funktioniert noch immer. Er hat mit der allgemeinen Schmierung nichts zu tun. Das funktioniert übrigens gar nicht mehr so gut. Seit meiner Hysterektomie habe ich das Problem, daß ich immer ziemlich trocken bin. Ich hoffe nur, daß einige Ex-Freunde davon hören, sich zurückerinnern und ihre Meinung über das ändern, was damals geschehen ist.

Die Ejakulation ist nicht auf heterosexuelle Frauen beschränkt. Viele bisexuelle Frauen und Lesbierinnen berichten, daß auch sie während des Orgasmus Flüssigkeit ausstoßen. In der Tat weist alles darauf hin, daß das Vorkommen der weiblichen Ejakulation bei Lesbierinnen weit größer ist als bei heterosexuellen Frauen. Ob das den Tatsachen entspricht und warum es so ist, falls es sich so verhält, ist noch nicht erforscht. Vielleicht ist es wie beim G-Punkt manchmal einfacher, die empfindliche Stelle mit dem Finger zu stimulieren als mit dem Penis. Es kann aber auch sein, daß Frauen die von anderen Frauen ausgeschiedenen Flüssigkeiten eher akzeptieren als Männer.

Eine Frau schrieb uns: »Ich bin bisexuell und habe einen sehr starken Hang zur lesbischen Liebe. Beim Zusammensein mit meiner Partnerin kam es zu einer Ejakulation. Und zwar durch manuelle Stimulierung. Das war für uns beide eine freudige Überraschung.«

Eine andere Frau erklärte:

Ich kenne beide Arten des Orgasmus. Die über den ›Gräfenberg-Punkt‹ herbeigeführten Orgasmen sind so ganz anders als die klitoralen – subtil, lindernd und beruhigend. Enorme Mengen an Flüssigkeit sprudeln dabei aus der Vagina. Die Flüssigkeit sieht weder aus wie Urin noch riecht sie so. Zum erstenmal erlebte ich das mit siebzehn. Es ließ mir keine Ruhe, bis es mir eine Lesbierin erklärte.

John Perry, Beverly Whipple und ihre Kollegen haben Frauen untersucht, die behauptet hatten, daß Flüssigkeit aus ihrer Vagina sprudelt. Bei diesen Frauen lag die Öffnung der Harnröhre innerhalb der Vagina oder ganz nah am Scheideneingang. Daher haben diese Frauen wohl auch angenommen, daß die Flüssigkeit von der Vagina ausgeschieden wird.

Manche Frauen berichten von ›feuchten Träumen‹, wie sie bei Männern vorkommen. Sie erwachen in einer Pfütze, die nicht wie Urin riecht und auch nicht solche Flecken hinterläßt. Einige erinnern sich, einen erotischen Traum gehabt oder sich sehr sinnlich gefühlt zu haben, andere dagegen können sich gar nicht erinnern. (Erinnern wir uns an Lisas Geschichte am Anfang dieses Kapitels.)

Die Ejakulation bei der Frau ist wie die Reaktion auf die Stimulierung des G-Punktes eng mit der Stärke des Pubococcygeus-Muskels verbunden. Zur Einführung in dieses Thema hier der Bericht einer neunzehnjährigen Mutter zweier Kinder, die Schwangerschaftsgymnastik betrieben hat und auch Kegel-Übungen machte:

Bevor ich von diesem Training erfuhr, hatte ich große Probleme mit meiner Blase und meinen Nieren. Ich habe zuvor auch nie einen Orgasmus gehabt, bei dem es zu einer Ejakulation kam. Nach der Geburt der Kinder habe ich mit diesem Training zur Stärkung der Vaginalmuskeln begonnen. Mit der Blase habe ich überhaupt keinen Ärger mehr, und ich habe beim Orgasmus Ejakulationen! Mein Mann ist ganz wild darauf, und ich fühle mich dabei

phantastisch. Vielleicht könnten das alle Frauen erleben,
wenn sie dieses Training und die Übungen machen – diese
Drüse und die umliegenden Muskeln stärken.

Wenn auch viele Frauen keine Ejakulationen haben werden, so
würden doch die Übungen zur Stärkung des Pubococcygeus-
Muskels eine Steigerung des Lustgewinns bedeuten. Damit
wollen wir uns im nächsten Kapitel befassen.

IV
Die große Bedeutung
gesunder Beckenmuskeln

Praktisch gesehen spielt der Muskeltonus eine äußerst wichtige Rolle, denn wir können alle anhand von Training oder einer Therapie unseren Muskeltonus verbessern und damit unser Sexualverhalten aus eigenem Antrieb positiv beeinflussen. Dieses Kapitel handelt sozusagen vom Do-it-yourself-Verfahren (natürlich mit ein wenig Unterstützung). Wir nehmen an und setzen voraus, daß jede Frau einen G-Punkt und jeder Mann eine Prostata hat. Wie und ob sie funktionieren, hängt zum Teil vom Zustand der sie umgebenden Muskeln ab. Die meisten Männer haben Ejakulationen wie auch die meisten Frauen oder doch zumindest viele. Der Vorgang der Ejakulation wird unmittelbar vom Zustand der Muskeln beeinflußt, die dabei beansprucht werden.

Der Muskeltonus des ganzen Körpers hat in vieler Hinsicht großen Einfluß auf das Sexualverhalten und die Sexualleistung. Menschen, die immer verspannt und verkrampft sind, werden in ihren Empfindungen eingeengt und können ihre Gefühle nur begrenzt zum Ausdruck bringen. Auch den Menschen, deren Muskeln erschlafft sind, werden – wenn auch auf andere Weise – Grenzen gesetzt, was die Erlebnisfähigkeit und die Ausdruckskraft angeht. Die Bauchmuskeln, Hüftmuskeln und Muskeln der Oberschenkel sind für die sexuelle Erlebnisfähigkeit besonders wichtig. Sind die Muskeln zu straff gespannt, ist es möglicherweise schwierig, das Becken unabhängig von den Beinen und dem Rumpf zu bewegen. Sind die Muskeln erschlafft, ist es problematisch, das Becken überhaupt zu bewegen. Wir wollen in diesem Kapitel jedoch nicht über die Muskulatur in ihrer Gesamtheit sprechen, sondern über einen

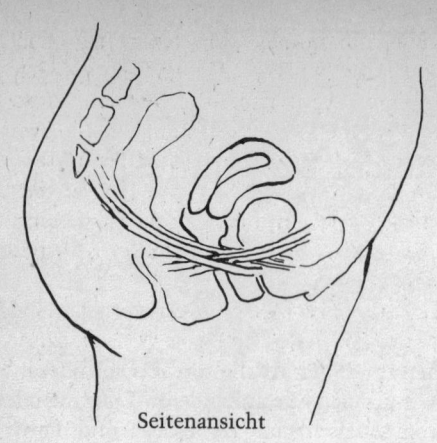

Seitenansicht

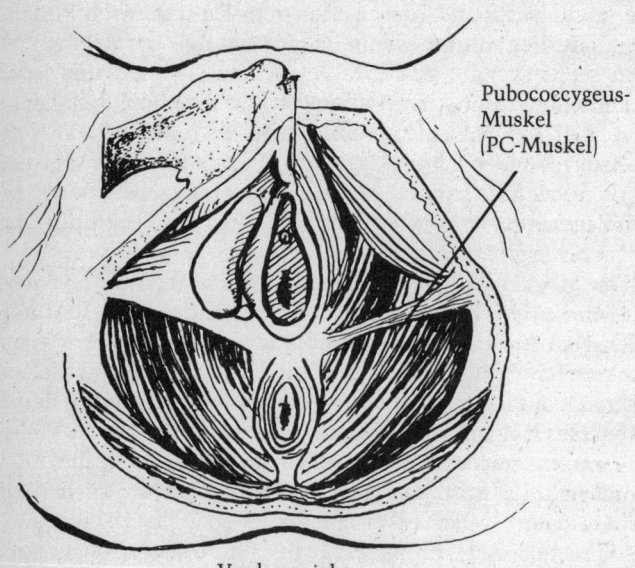

Pubococcygeus-
Muskel
(PC-Muskel)

Vorderansicht

Illustration 4
Der Pubococcygeus-Muskel

besonderen Muskel, der die Sexualorgane umgibt und unterstützt und großen Anteil hat an der Gesundheit der Genitalien und dem Lustempfinden. Der medizinische Name dieses Muskels lautet Pubococcygeus-Muskel. Kaum jemand weiß, wie man das ausspricht, daher hat es sich selbst unter Ärzten eingebürgert, von der ›PC-Gruppe‹ zu sprechen. Sie setzt sich aus mehreren Muskeln zusammen, aber wir beziehen uns auf die Gruppe als Ganzes, weil sie bei sexueller Betätigung fast immer zusammen agieren.

Der PC-Muskel verläuft vom Schambein vorn zum Os coccygis, dem meist aus vier verkümmerten Wirbeln zusammengesetzten Steißbein. Bei Tieren sorgt dieser Muskel für das Schwanzwedeln. Bei den Menschen stützt der PC-Muskel den Anus und die angrenzenden inneren Organe und sorgt dafür, daß sie nicht absacken. Er liegt für gewöhnlich 2 bis 3 cm unter der Haut, sein Durchmesser kann 1 bis 2 cm, aber auch mehr als 5 cm betragen. Der Muskel wird größtenteils von dem Pudendusnerv innerviert, der die Stimulierung der Klitoris, der Schamlippen, des Scheideneingangs und des Anus registriert und Signale an das Gehirn aussendet. Der Pudendusnerv leitet auch Signale vom Gehirn an den PC-Muskel weiter und bewirkt die rhythmischen Kontraktionen im Zusammenhang mit der üblichen Art des Orgasmus. Obwohl viele Fachleute zu der Ansicht neigen, nur der Pudendusnerv sei für den PC-Muskel wichtig,[1] so wird doch auch der tiefere Teil des Muskels, das obere Drittel, das weiter innen und näher am Uterus liegt, vom Beckennerv gespeist, der einer der komplexesten im menschlichen Körper ist. Eine Abzweigung dieses Nervs, darüber sind sich alle einig, verbindet die Blase und den Uterus (oder die Prostata des Mannes) mit dem unteren Teil der Wirbelsäule, während ein anderer Strang die gleichen Organe mit dem hinter dem Solarplexus gelegenen Teil der Wirbelsäule verbindet.

Diese doppelte Innervierung des PC-Muskels – und die Tatsache, daß die Pudendus- und Beckennerven bei den Menschen ein unterschiedliches großes Stück des PC-Muskels innervieren, liefern vielleicht eine Erklärung dafür, daß es zu so unterschiedlichen Orgasmen kommen kann. Doch darauf werden wir im 5. Kapitel noch näher eingehen.

Männer haben ebenfalls PC-Muskeln, und ihr Zustand ist für den Orgasmus des Mannes ebenso wichtig. Ganz allgemein kann man sagen, je besser der PC-Muskel, desto größer der Lustgewinn beim Sexualverkehr. Glücklicherweise kann man den PC-Muskel wie alle anderen Muskeln des Körpers durch entsprechende Übungen kräftigen. Doch leider wissen das die meisten Menschen nicht.

In unserer westlichen Kultur war es nicht immer möglich, die Beschaffenheit des PC-Muskels zu definieren, weil er im intimsten Bereich des menschlichen Körpers liegt. Bei der üblichen Untersuchung des Beckens übergeht der Arzt den PC-Muskel zumeist. Selbst Ärzten, denen bekannt ist, welche Bedeutung er hat, können sich oft nicht entschließen, ihre Patienten zu bitten, ihn während der Untersuchung zusammenzuziehen, weil durch eine solche absichtliche Betätigung der Muskeln ein Erregungszustand eintreten kann. (Wir dürfen nicht vergessen, daß in unserem Land die Ärzte keinerlei Ausbildung in Sexualkunde genossen haben. Erst in den letzten Jahren lehrt die medizinische Fakultät auch Sexualkunde.)

In anderen Kulturkreisen werden die Frauen systematisch im Umgang mit ihren PC-Muskeln geschult. Die Tänzerinnen im Vorderen Orient, die zu ihrem eigenen Vergnügen und dem der Zuschauer tanzen, lernen zum Beispiel, Muskelpartien abzusondern, die für gewöhnlich zusammen in Erscheinung treten. Eine Bauchtänzerin muß vor allem lernen, die verschiedenen Muskeln im Becken und um das Becken herum getrennt einzusetzen, um sie unabhängig voneinander und unabhängig vom übrigen Körper in Bewegung setzen zu können. Sie müssen sogar lernen, einen Teil der Bauchmuskeln zu aktivieren, ohne die übrigen zu bewegen. Wenn sich der PC-Muskel nicht unabhängig von den anderen Muskeln bewegt, ist es unmöglich, den Bauch richtig zu rollen – eine Übung, die den Körper der Tänzerin auf die sexuelle Betätigung und auf die Geburt vorbereitet.

Schon in den vierziger Jahren leistete der Gynäkologe Arnold Kegel Pionierarbeit, indem er dem PC-Muskel die Aufmerksamkeit widmete, die er verdient. Damit war er seinen Kollegen weit voraus. Anstatt Frauen mit Harnstreßinkontinez zu operieren, lehrte er sie, ihre PC-Muskeln durch Training zu stärken. So blieb den meisten seiner Patientinnen eine Operation erspart. Viele hatten zum erstenmal im Leben einen Orgasmus. Außerdem erfand Kegel ein Gerät, das ihm half, die PC-Muskeln seiner Patientinnen richtig zu beurteilen, und das die Muskeln mit trainierte. Es nannte sich Perineometer und war vermutlich das erste ausgesprochene Biofeedback-Gerät der Welt. Es bestand aus einem kleinen hohlen Gummikegel und war durch eine feste Form gestützt. Es konnte an die Stelle in der Vagina eingeführt werden, die vom PC-Muskel umgeben ist. Von dem Kegel führte ein Schlauch zu einem einfachen Luftdruckmeßgerät. Die Patientin konnte anhand des Zeigers die Stärke der Kontraktionen ihres PC-Muskels ablesen und ihre Leistung mit einiger Übung verbessern.

Kegels Erfindung war in vieler Hinsicht geradezu ein Wunder an Einfachheit. Aber obwohl dieses Gerät einen großen therapeutischen Wert besitzt, spottete seine simple Konstruktion geradezu der technologischen Errungenschaften des zwanzigsten Jahrhunderts. Nach einer kurzen Zeitspanne der Popularität geriet Kegels einfache mechanische Vorrichtung (zum Preis von $ 39,95) allmählich wieder in Vergessenheit. Manche Ärzte versuchten sich an neuen komplizierteren Methoden, andere verschrieben Medikamente, um die Harnstreßinkontinenz zu beheben.

Wenn Kegels Perineometer auch richtungweisend war, so hatte es doch einen Nachteil: es ließ genaue Messungen der Stärke des PC-Muskels nicht zu, weil Größe und Form der Vagina bei diesem Gerät eine Rolle spielten. Bei einer engen Vagina lagen die Werte viel höher als bei einer weiteren. Ein anderer Nachteil des Gerätes war, daß die Meßnadel schon beim leisesten Anspannen und Entspannen des PC-Muskels ständig schwankte. Man konnte also den Durchschnittswert höchstens schätzen. Außerdem mußte das Gerät aufgrund seiner Form ständig mit einer Hand festgehalten werden, nachdem es eingeführt worden war. Auch aus diesem Grund war ein genaues Ablesen der Werte nicht möglich.

Seit Kegels Zeiten hat das Interesse am Biofeedback merklich zugenommen. Es gibt heute eine ganze Reihe sehr zuverlässiger Instrumente. John Perry erfand im Jahre 1976 den ›Vaginalmyographen‹, ein Gerät, das sowohl visuelle als auch akustische

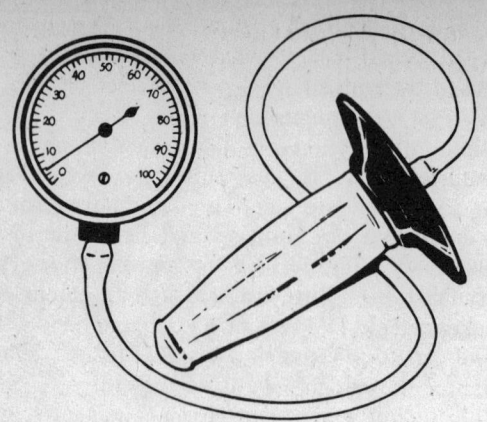

Kegelsches Perineometer

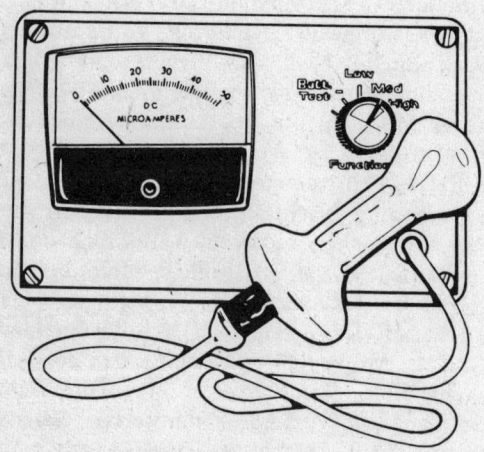

Vaginalmyograph (elektronisches Perineometer)

Illustration 5

Angaben über die Muskeltätigkeit macht und in Verbindung mit einem konventionellen EMG (elektromyographischen) Biofeedback-Gerät benutzt wird.

Der Vaginalmyograph besteht aus Weichplastik, hat die Form einer kleinen Hantel und kann wie ein Tampon ganz leicht in die Scheide eingeführt werden. Dort braucht das Gerät dann nicht mehr festgehalten zu werden. Die Sensoren sind an dem Myographen so angebracht, daß sie mit dem Bereich des PC-Muskels in Kontakt kommen. Bei Verwendung einer Standard-EMG-Maschine kann man mit Hilfe des Vaginalmyographen die Stärke der Kontraktionen und die Werte des Muskels im Ruhezustand genauestens ablesen. Die Frau kann sich das Gerät auch einführen, wenn sie voll bekleidet ist, was bei Kegels Perineometer nicht möglich war. (Näheres über dieses Gerät und andere Hilfsmittel siehe Anhang A.)

Aber wir wollen nicht vorgreifen. Bevor wir näher darauf eingehen, wie der PC-Muskel mit Hilfe eines Biofeedback-Gerätes untersucht und trainiert werden kann, wollen wir uns einmal durch den Kopf gehen lassen, warum der PC-Muskel geprüft und trainiert werden muß, was er bewirken kann, wie Frauen und Männer ihren PC-Muskel selbst finden und wie sie nötigenfalls lernen können, ihn zu beherrschen.

Das häufigste Problem ist eine Schwäche des PC-Muskels, oft Hand in Hand mit einer Atrophie (Schrumpfung). Kegel hat in den vierziger Jahren junge Mädchen fotografiert, bei denen der Beckenbereich schon merklich erschlafft war. Was diesen Zustand schon in so jungen Jahren hervorruft, weiß man noch nicht genau. Obwohl dies eine sehr wichtige Frage ist, können wir hier nicht näher auf die Ursachen dieses Problems eingehen. Das würde den Rahmen dieses Buches sprengen. Zu dieser Schwäche oder Atrophie kommt es meistens erst in späteren Jahren. Beides kann eine ganze Reihe physischer Probleme aufwerfen. So zum Beispiel Gebärmutterprolaps (Gebärmuttervorfall), Zystocele (Bruch) und Rektocele, also Verschiebung des Uterus, der Blase oder des Rektums in den Vaginalbereich infolge eines mangelhaften Muskeltonus. Außerdem kann es auch zu Funktionsstörungen kommen, die häufigste ist Harnstreßinkontinenz. In 80 Prozent aller Fälle ist diese auf eine Schwäche des PC-Muskels zurückzuführen. Deshalb zeigte

Kegels Behandlungsmethode so große Wirkung. Die neuesten Forschungsergebnisse bestätigen auch Kegels These, daß schwache PC-Muskeln mit die Ursache dafür sind, daß der Orgasmus beim Verkehr ausbleibt.

Es ist gemeinhin angenommen worden, daß schwache PC-Muskeln das *Ergebnis* eines Kindbett-Traumas sind. Aber Kegel und auch andere[2] haben beobachtet, daß schwache Muskeln weit häufiger die *Ursache* von Problemen im Kindbett waren, und heute schreiben viele Fachärzte für die Zeit während der Schwangerschaft Übungen zur Stärkung des PC-Muskels vor. Trotzdem kommen auch heute noch Millionen von Frauen in den Kreißsaal, die sich überhaupt nicht auf die Geburt vorbereiten und aufgrund ihrer schwachen PC-Muskeln eine sehr schwierige Niederkunft haben.

Die Schwäche des PC-Muskels ist auch oft ein bestimmender Faktor bei Vaginalanästhesie (Empfindungslosigkeit). Ein schlaffer, nicht trainierter Muskel reagiert kaum. Ein gesunder Muskel spricht viel eher auf physische Stimulierung an. Manchmal sind die Klagen über mangelndes Lustempfinden beim Vaginalverkehr gar nicht so sehr in der Psyche begründet, sondern in einem Mangel an körperlicher Fitneß. Selbstverständlich kann man die psychischen niemals ganz von den physischen Aspekten trennen, und die Erschlaffung des Muskels kann in der Tat auch psychische Gründe haben.

Es ist ja nichts Neues, daß ein nicht richtig trainierter Muskel schwach und atrophiert wird. Wenn Ihr gebrochener Arm zum Beispiel lange eingegipst war, wird es eine ganze Weile dauern und Sie müssen den Arm tüchtig trainieren, bis die Muskeln wieder gekräftigt sind, nachdem der Gips entfernt wurde. Und doch sind viele der Ansicht, daß die Muskeln im Sexualbereich ruhig lange untätig bleiben können und dann wie durch ein Wunder ihre Funktion in vollem Maße wiederaufnehmen, sobald einem der richtige Partner über den Weg läuft. Doch auch der PC-Muskel muß erst reaktiviert werden, wenn er längere Zeit brachgelegen hat.

Ruth war eine Krankenschwester und Hebamme Ende Zwanzig. Sie hatte den Sex immer sehr genossen und mit ihren Patientinnen auch immer die von Kegel vorgeschlagenen Übungen gemacht. Auf einer Tagung erfuhr sie von dem Vaginalmyographen. Sie konnte es kaum erwarten, ihn selbst zu benutzen und so ihre Neugier auf den Zustand ihres PC-Muskels zu stillen. Ruth behauptete, immer mehrere Orgasmen zu haben, doch sie kam nur auf 9 Mikrovolt, einen relativ niedrigen Wert. Nach ihren Angaben hätte man annehmen müssen, daß der Wert doppelt so hoch liegt. Auf Befragung gab Ruth zu, daß sie sich im vorangegangenen Jahr sexuell nicht betätigt hatte. Bei ihrem derzeitigen Partner, den sie auch zu heiraten gedachte, kam sie nicht zum Orgasmus. Diese Unfähigkeit schrieb sie ›Verständigungsschwierigkeiten‹ zu. Verzweifelt suchte sie nach einer Lösung des Problems.

Wie viele leicht reagierende Frauen hatte Ruth ihren PC-Muskel während ihrer Jugendjahre durch Masturbieren in Form gehalten – und später dann als junge Frau, indem sie häufig Geschlechtsverkehr hatte. Während der einjährigen Enthaltsamkeit ist es ihr nicht eingefallen, die Kegelschen Übungen zu machen, weil sie diese immer nur im Zusammenhang mit der Vorbereitung auf die Geburt gesehen hatte. Aber nach einem zwanzigminütigen Schnellkurs über Kegelgymnastik mit Hilfe von Biofeedback bestätigte sie in einem Brief, daß mit der Stärkung des PC-Muskels die ›Verständigungsschwierigkeiten‹ aus der Welt geschafft waren.

Zu den Kegel-Übungen gehören langanhaltende Kontraktionen des PC-Muskels, zwischen denen gleichlange Phasen der Entspannung liegen müssen. Bevor wir diese jedoch näher beschreiben, wollen wir auf andere Schwierigkeiten eingehen, die auf den Zustand des PC-Muskels zurückzuführen sind.

Ein weit weniger bekanntes, aber fast ebenso häufiges Problem ist die Beckenspannung. Die Spannung im PC-Muskel kann wie die Spannung in anderen Muskeln durch äußere Umstände hervorgerufen worden sein. Sie kann aber auch chronisch sein. Die häufigste Form der durch die Situation bedingten Spannung ist der Vaginismus. Dabei krampft sich der PC-Muskel beim Näherkommen des Penis (selbst wenn es der Penis eines vertrauten Partners ist) so zusammen, daß das Eindringen schwierig, schmerzhaft oder sogar unmöglich ist.

Obwohl der Vaginismus zumeist emotionelle Gründe hat, hilft oft eine physische Standardbehandlung. Mit Hilfe immer größerer Dilatatoren wird die Vagina gezwungen, immer größere Geräte und später Glieder aufzunehmen. Die Frauen stellen dabei fest, daß die Scheidenöffnung dehnbar ist. Wir halten jedoch das Biofeedback für eine sanftere und auch wirkungsvollere Methode.

Michelle war eine zarte Frau. Die Geburt ihres zweiten Kindes war sehr schwer. Ihr Arzt hatte sie gewarnt und ihr gesagt, ein drittes Kind könne sie das Leben kosten. Sie hatte schon einmal die Pille genommen und auch einen Intrauterin-Schutz benutzt. Leider lehnte ihr Mann Pessare, Kondome und Vaginal-Spermiziden völlig ab. Der physiologische Grund ihres Vaginismus lag klar auf der Hand – das Eindringen des Penis könnte sich als fatal erweisen. Nach langer Bedenkzeit erklärte sie sich bereit, sich eine Cervixkappe einsetzen zu lassen. Damit war die Geburtenkontrolle gesichert, doch der Vaginismus noch immer nicht behoben. Daher wurde ihr ein Biofeedback-Training empfohlen. Als sie mit dem Gerät vertraut war, konnte sie sich den Vaginalmyographen ohne Schwierigkeiten selbst einführen. Als sie sich kaum eine Stunde in Muskelentspannung geübt hatte, konnte sie ihren störrischen, verhärteten PC-Muskel schon viel besser beherrschen. Eine Woche darauf berichtete sie, der Vaginismus sei behoben.

Michelles Schwierigkeiten traten im Sexualbereich zutage. Viele andere Probleme haben ihren Grund wahrscheinlich in einer chronischen Beckenverspannung. Die meisten Menschen stellen fest, daß sie Schmerzen bekommen, wenn ein Muskel über längere Zeit gespannt ist. Dauert dieser Zustand an, empfindet man den Schmerz vielleicht nicht mehr, weil das Empfinden von der Bewegung abhängt. Bis die Spannung entweder ab- oder zunimmt, kommt es zu keiner Bewegung. Manche Kliniker sind der Auffassung, daß die ›Schmerzen im unteren Teil des Rückens‹ in Wirklichkeit die Spannung des PC-Muskels ist. Es ist leichter zu behaupten, der Rücken täte einem weh, als eine Vaginalspannung zuzugeben. Eine exakte Diagnose ist schwierig, wenn der Zustand nicht ins Bewußtsein vordringt. Wir haben eine ganze Reihe von Patientinnen behandelt, die ursprünglich über Rückenschmerzen geklagt hatten und Linderung erfuhren, sobald sie gelernt hatten, ihren PC-Muskel zu entspannen.

Chronische PC-Muskel-Spannung kann sich auch als Schmerz in anderen Körperpartien manifestieren:

Mary ist eine vierzigjährige Psychotherapeutin, die seit Jahren an einem ›leicht‹ eiternden Dickdarm litt. Mit ›leicht‹ meinte ihr Arzt, daß er rein physisch nichts feststellen konnte. Eine bessere Erklärung hatte er jedoch für ihre Abdominalkrämpfe nicht gefunden. Als es Mary schließlich mit einer Biofeedback-Therapie versuchte, berichtete sie, daß es ihr schwerfalle, sexuell ein Ventil zu finden, obwohl sie im Laufe ihres beruflichen Alltags oft animiert werde und erregt sei. Sie masturbierte nie, wodurch sich diese Spannung gelöst hätte. Als sie sich schließlich entschloß, doch lieber zu masturbieren, als sich mit nicht akzeptablen Partnern einzulassen oder weiter unter dieser chronischen Spannung zu leiden, berichtete sie, daß es keinen ›leicht schwärenden Dickdarm‹ mehr gäbe.

(Natürlich kann es sich da auch um eine Reizung der Eingeweide in Verbindung mit Streß gehandelt haben, was jedoch an der Schlußfolgerung nichts ändert.)

Frühere Untersuchungen John Perrys und auch solche aus jüngster Zeit haben ergeben, daß die chronische Beckenspannung auch der Grund für bestimmte andere medizinische Leiden sein oder doch zumindest dazu beitragen kann. Frauen, die untersucht worden sind und an einer starken Spannung des PC-Muskels leiden, berichten von häufigen Infektionen des Vaginal- und Harntraktes wie zum Beispiel Zystitis und Monilia.

Francine war ganz versessen auf Sex und nannte sich ›ständig geil‹. Sie war auch sehr fromm und liebte ihren Mann, der ebensoviel Freude am Sex hatte wie sie. Er war der Meinung, besser könne man einen Tag gar nicht beginnen und beenden. Während ihres ersten Ehejahres war alles in bester Ordnung – außer daß Francine an periodisch wiederkehrenden Anfällen von Zystitis litt. Innerhalb von zehn Monaten suchte sie achtmal ihren Arzt auf. Der hatte nur eine einzige Erklärung für ihre Beschwerden: Jungverheiratete trieben ›zuviel Sex‹, und der verursache die sogenannte ›Flitterwochenzystitis‹. Francine hielt zweimal täglich nicht für übertrieben viel, und so nahm sie weiterhin Monat um Monat Antibiotika ein.

Bei einer Routineuntersuchung mit einem Vaginalmyographen stellte sich heraus, daß Francines PC-Muskel übermäßig entwickelt war. Hinsichtlich der Kontraktionsstärke erreichte sie die höchsten Werte. Es zeigte sich jedoch auch, daß sie nicht mehr imstande war, ihren PC-Muskel zu entspannen. Francines ›Entspannungswert‹ lag noch höher als der höchste ›Kontraktionswert‹ der meisten getesteten Frauen. Aus ihrer Lebensgeschichte war der Grund für die chronische Beckenspannung leicht ersichtlich. Ihr Vater war ein äußerst mißtrauischer, autoritärer Mensch, der davon überzeugt war, daß ›alle öffentlichen Toiletten voller Krankheitskeime‹ sind. Schon im Kindergarten hatte er Francine so gedrillt, daß sie auf jeden Fall warten mußte, bis sie wieder zu Hause war, um auf die Toilette zu gehen – und wenn der Harndrang noch so stark war. Schon zu der Zeit lernte sie, ihren PC-Muskel anzuspannen und hielt es daraufhin stundenlang aus, wo andere schon längst in die Hose gemacht hätten.

Ob nun die chronische Beckenspannung zu Infektionen des Vaginal- und Harntraktes beiträgt oder nicht, steht noch nicht fest, eines ist jedoch sicher: ein Muskel, der ständig straff gespannt ist, wirkt sich ungünstig auf den Blut- und Lymphkreislauf aus. (Wenn Sie eine Faust machen, werden Sie sehen, daß die Knöchel weiß hervortreten, wenn das Blut aus dem Gewebe gedrückt wird. Das geschieht auch bei einem ständig gespannten PC-Muskel.) Wird der Blutkreislauf behindert, können die weißen Blutkörperchen nur schwer ihrer Aufgabe gerecht werden, Krankheitskeime aufzuspüren und zu vernichten. Leider werden häufig Antibiotika verschrieben, ohne daß man die Möglichkeit einer Funktionsstörung und entsprechende Heilmethoden ins Auge faßt. Die Patientin müßte lernen, den gespannten Muskel zu entspannen und damit die Abwehrkräfte zu mobilisieren und den Heilungsprozeß anzukurbeln. Es ist auch schwer, abzuschätzen, wie viele Fauen unter dem Verdacht leiden, ihre häufig wiederkehrenden Infektionen seien auf ›Promiskuität‹ zurückzuführen. (Das Vorhandensein bestimmter Mikroorganismen in der Vagina ruft an sich noch keine Infektionen hervor. Es hängt vielmehr vom physiologischen Zustand der Vagina und des Harntraktes ab, welche Mikroorganismen gedeihen.)

Nicht diagnostizierte chronische Beckenspannung kann auch schwerwiegendere Störungen bewirken. Eine unserer frühen Testpersonen zeigte eine extrem starke Beckenspannung – mehrere Minuten lang 35 bis 40 Mikrovolt. Obwohl sie aufgefordert wurde, sich die Therapie gratis zunutze zu machen, war ihr das nicht möglich, weil sie in einer weit entfernt liegenden Stadt eine neue Stelle angetreten hatte. Ein paar Monate später erfuhr John Perry, daß sie Gebärmutterkrebs bekommen hatte, und neigte daraufhin zu der wissenschaftlich noch unbewiesenen Annahme, daß sie aufgrund des chronisch behinderten Blutkreislaufs – insbesondere im Gebärmutterhals und drumherum – empfänglicher für diese Krankheit gewesen war.

Abgesehen von der Schwäche oder übermäßigen Spannung gibt es auch noch einen anderen charakteristischen Zustand beim PC-Muskel – einen Mangel an Beherrschung. Uns begegnen wie gesagt häufig Patientinnen, die nicht einmal ahnen, daß sie fähig sind, diesen Muskel zusammenzuziehen oder zu entspannen. Viele wissen gar nicht, wo sich dieser Muskel befindet. Wir haben intensive Kontraktionen des PC-Muskels beobachtet, die sich mit einem Muskelkater oder Wadenkrampf vergleichen lassen, die Patientin jedoch schien gar nicht zu merken, was für dramatische Dinge sich in den Muskeln in und um ihre Vagina herum abspielten. Auch Krämpfe bei der Menstruation kann man mit eben dieser Art von Spannung in Verbindung bringen.

In jeder anderen Körperpartie würde ein Muskel, der sich sozusagen selbständig macht und sich unkontrolliert zusammenzieht und wieder entspannt, schnellstens behandelt werden. Warum ist das bei dem PC-Muskel nicht der Fall? Viele Leute – und vor allem Frauen – sind so erzogen worden, daß sie den Empfindungen im Beckenbereich keinerlei Beachtung schenken. Indem sie den sexuellen Erregungszustand ignorieren, mißachten sie dann auch die Signale, die sie in die Lage versetzen würden, ihren PC-Muskel zu beherrschen.

Eine Methode, die Empfindungen im Beckenbereich zu unterdrücken, besteht darin, diese Muskeln ständig anzuspannen. Eine Bioenergetikanalytikerin berichtete über eine von ihr geleitete therapeutische Sitzung:

Die meisten Frauen konnten sich nicht bewegen und waren sich nicht im klaren darüber, daß das an ihrer Verspannung und Verkrampfung im Beckenbereich lag. Als ich sie aufforderte, ihr Becken zu bewegen, stellten sie fest, wie weh das tat und was für Schuldgefühle sie dabei hatten. Sie erzählten bereitwillig, was man sie über Sex und ihren Körper gelehrt hatte. Ich zeigte ihnen nicht nur, wie sie ihr Becken bewegen müssen, sondern lehrte sie auch, den Bauch herauszulassen. Ich ließ sie so stehen, wie sie es für gewöhnlich tun und wie man es ihnen beigebracht hatte, und danach anders, damit sie den Unterschied spürten und merkten, wie verkrampft sie waren und wie sie den Bauch immer eingezogen hatten. Nach und nach berichteten sie mir, daß ihr Liebesleben sich gebessert hatte, daß sie häufiger zum Orgasmus kämen und entspannter seien, besonders beim Zusammensein mit ihren Partnern.

(Natürlich ist der Mensch aus gutem Grund imstande, die Bauchmuskeln zusammenzuziehen und wieder zu entspannen, denn genau wie beim PC-Muskel sind beide Möglichkeiten wichtig.)

Die steigende Beliebtheit der Tampons könnte auch unbeabsichtigt dazu beigetragen haben, daß die Tätigkeit des PC-Muskels gar nicht bemerkt wird. Wenn sich der Tampon weitet und dehnt, wird der PC-Muskel stimuliert. Manche Frauen bekommen dadurch vielleicht Gefühle, die sie lieber ignorieren. Je öfter das geschieht, desto weniger nehmen die Frauen möglicherweise andere Empfindungen im Vaginalbereich wahr.

Manchmal enthüllen die Lebensumstände einer Patientin, daß sie ein noch extremeres Beispiel für diese anerzogene

Verleugnung ist. Die einunddreißigjährige Linda bekam eine Therapie verordnet, da sie über eine völlige Gefühllosigkeit im gesamten Genitalbereich klagte.

Als Linda Mitte Zwanzig war, hatte sie sich in das Krankenhaus ihrer Stadt begeben, um einen kleinen Tumor am Gebärmutterhals entfernen zu lassen. Das glaubte sie zumindest. Als sie aus der Narkose erwachte, teilte man ihr mit, daß sie eine Totaloperation hinter sich hätte. Sie sagte aus, ihr wäre keine Beratung zuteil geworden, man hätte ihr lediglich ans Herz gelegt, enthaltsam zu leben, bis der Schmerz mindestens zwei Wochen verklungen wäre. Bei späteren Gesprächen stellte sich heraus, daß der Arzt nicht vorausgesehen hatte, was für ein starker gefühlsmäßiger und physischer Schmerz sich nach dem unerwarteten Verlust ihrer Fortpflanzungsorgane bei ihr einstellen würde. Ihre Reaktion auf diesen ›Schmerz‹ war, ihn zu ignorieren. Als sie dann entdeckte, daß sie sexuell überhaupt nichts mehr empfand, nahm sie an, ihr Arzt hätte bei der Hysterektomie versehentlich ihre ›Sexualnerven‹ mit her- ausgeschnitten oder beschädigt. Er versicherte ihr, daß sie sich das nur einbildete, und empfahl ihr, einen Psychiater aufzusuchen. Dieser interessierte sich jedoch mehr als sie selbst für das Verhältnis, das sie zu ihrem Vater hatte. Also ging sie nicht mehr hin. Sechs Jahre lang lebte sie mit dem Stigma, ›frigide‹ zu sein.

Eine Untersuchung mittels Vaginalmyograph zeigte, daß sich ihr PC-Muskel krampfartig zusammenzog und wieder entspannte, ohne daß sie sich dessen bewußt war. Routinetests mit einer Kontraktionsstärke von 10 Sekunden fielen sehr unterschiedlich aus. Die Werte lagen zwischen einem Maximum von 25 Mikrovolt und einem Minimum von 5 Mikrovolt.

Die Ausgleichstherapie war relativ einfach. Linda beobachtete das Biofeedback ihres PC-Muskels und gelangte zu der Überzeugung, daß ihre Nerven intakt waren. Man empfahl und zeigte ihr Kegel-Übungen und redete ihr zu, etwa eine Stunde mit Biofeedback zu üben. Der Vorgang des angelernten Nichterkennens wurde ihr erklärt, und sie wurde gebeten, ihren Mann bei den

täglichen PC-Übungen hinzuzuziehen. Als sie eine Woche
später wieder erschien, zeigte es sich, daß sie den Muskel
schon ganz normal beherrschte. Sie versprach, zu Hause
weiter zu üben. Sie hatte Tränen in den Augen, als sie
ihrer Freude darüber Ausdruck verlieh, daß sie sich ihre
Beschwerden nicht nur eingebildet hatte.

Hier also ein paar Dinge, die im Zusammenhang mit dem PC-
Muskel schieflaufen können: es kann zu einer Atrophie kommen, der Muskel kann zu schwach oder zu angespannt sein
oder auch unkontrolliert agieren. Er kann natürlich auch in
ausgezeichnetem Zustand sein. Wenn Sie keines der obenge-
nannten Probleme betrifft und Sie nicht zu der Altersgruppe
gehören, die vielleicht ein Training des PC-Muskels als Alternative zur Hormonbehandlung zwecks Verbesserung der vaginalen Lubrikation in Erwägung ziehen möchte, so sind Sie
vielleicht trotzdem daran interessiert, Ihren PC-Muskel zu
trainieren, um ihre Freude am Sex zu erhöhen.

In den Anfangszeiten der Sexualforschung wurde angenommen, die Gefäßaktivität (das Fließen des Blutes) sei der ›Haupt‹-
Kausalmechanismus der sinnlichen Wahrnehmung. Doch Untersuchungen mit Hilfe des Vaginalmyographen (oder einem
kleineren Rektalmyographen bei männlichen Versuchspersonen) haben gezeigt, daß der PC-Muskel schon sehr aktiv wird,
bevor der Mann eine Erektion hat oder die Scheide der Frau
feucht wird. Was die genaue Wahrnehmung der inneren Muskelaktivität angeht, so sind die Frauen den Männern wieder
einmal sehr ähnlich – beide neigen dazu, die winzigen ›Zuk-
kungen‹ des PC-Muskels nicht zu beachten, die das Lustempfinden einleiten.

Wenn eine Frau ihren PC-Muskel zusammenzieht, strömt
nach jeder Kontraktion Blut in das Vaginalgewebe. Es wird
dadurch dunkler und steigert die Befeuchtung. Sexualtherapeuten raten Frauen, deren Scheide nur sehr langsam feucht wird,
ihre Partner zu vertrösten, bis sie ›wirklich bereit‹ sind. Angesichts unseres derzeitigen Wissensstandes wäre es eine größere
Hilfe, eine aktive Strategie vorzuschlagen und den Frauen zu
raten, ihren PC-Muskel zu trainieren – wodurch der Befeuch-
tungsprozeß beschleunigt wird. Das ist besonders wichtig für

die älteren Frauen, die an einer Trockenheit der Vaginalwände leiden. Edward Brecher, Autor medizinischer Werke, behauptet, daß Frauen, die ihre Wechseljahre schon hinter sich haben, sich einem neunmal so großen Risiko aussetzen, Vaginalkrebs zu bekommen, indem sie Östrogencreme benutzen, um ihre Vagina einzufetten. Das Trainieren des PC-Muskels führt wahrscheinlich zu dem gleichen Ziel, und niemand läuft dadurch Gefahr, Krebs zu bekommen.

Jahrelang haben Mediziner den Patientinnen die Verantwortung für ihren PC-Muskel abgenommen. Dabei bedienten sie sich dreier Methoden: der chirurgischen, der chemischen und der elektrischen (wobei die erstere die gebräuchlichste war). Es gab etwa fünfzig verschiedene operative Eingriffe im Hinblick auf den PC-Muskel und den umliegenden Bereich zwecks Behebung der Harnstreßinkontinenz.[4]

Um die Mitte des zwanzigsten Jahrhunderts waren die meisten operativen Eingriffe ziemlich grobschlächtig. Im wesentlichen wurde der PC-Muskel durchgeschnitten und wieder zusammengeflickt in der Hoffnung, daß sich Knoten von Narbengewebe bilden und die Spannkraft beim Harndurchlaß verstärkt würde. Wenn dann der PC-Muskel weiter durchhing und absackte, hielt man wieder einen Schnitt für nötig in der Hoffnung, daß sich noch ein Knoten bilden würde. Doch einige wenige Gynäkologen haben sich immer dafür eingesetzt, daß vor einem operativen Eingriff Übungen angebracht seien, wodurch der Eingriff vielleicht vermieden werden könne.[5] Die medizinische Forschung befaßte sich nicht hinreichend mit der Auswirkung solcher Eingriffe auf das Lustempfinden. Daher ist auch nur wenig über die möglichen nachteiligen Nebenwirkungen dieser Methode bekannt.

In neuerer Zeit geht man bei solchen operativen Eingriffen geschickter vor. Jetzt untersucht man mittels Röntgenstrahlen und Ultraschall zunächst einmal vorsichtig Länge, Winkel, Größe und Form der Harnröhre. Aber im Grunde genommen ist die Methode immer noch die gleiche: Verlagerung der Urethra oder des Muskelgewebes ohne den geringsten Versuch, die Patientin dazu zu bringen, sich selbst zu helfen. Zumindest werden keine größeren Anstrengungen in dieser Richtung unternommen.

Viele Ärzte kritisieren und beklagen, daß manche Chirurgen so bereitwillig zum Messer beziehungsweise zum Skalpell greifen, und empfehlen statt dessen, es zunächst einmal mit chemischen Mitteln zu versuchen. Medikamente sollen die Muskelaktivität blockieren, die das Auslaufen bewirken könnte. Auch hier wird für gewöhnlich kein Versuch gemacht, mit der wesentlichen Inaktivität der Muskeln fertig zu werden, durch die es vielleicht erst zu der Störung gekommen ist.

Nach dem Zweiten Weltkrieg wurde die Elektrotherapie eingeführt, die seitdem von Zeit zu Zeit immer wieder Fürsprecher findet. Elektroden – denen ähnlich, die in den fünfziger Jahren bei gewissen Schlankheitsgeräten zur Anwendung kamen, die damals in Mode waren – wurden dabei zur Anregung der Muskeltätigkeit benutzt. Manche Forscher versetzten ihren Versuchspersonen oder Patientinnen einen Schock mittels eines Stromstoßes von hoher Voltzahl, während andere versuchten, die entsprechenden natürlichen Frequenzen des Bereiches zu isolieren (der Wirkung des Herzschrittmachers auf die Herzmuskeln ähnlich). In beiden Fällen blieben die Frauen passiv und erfuhren eine Behandlung, die wenig dazu beitrug, die Inkontinenz zu heilen.

In neuerer Zeit sind verschiedene preiswerte Geräte patentiert worden, bei denen die Elektroden direkt in die Vagina eingeführt werden. Sie werden mit Batterien betrieben. Man soll sie gefahrlos zu Hause benutzen können. Wir haben kurz mit diesen Geräten experimentiert und sie mit der Biofeedback-Therapie (ohne Schock) kombiniert. Aber die Frauen fanden sie so abstoßend (manche weigerten sich entschieden, dabei mitzumachen), daß wir jetzt nur noch ganz selten darauf zurückgreifen. »Man fühlt sich wie ein Stück Vieh«, behauptete eine Frau.

In einigen wissenschaftlichen Arbeiten, die veröffentlicht worden sind, wird behauptet, daß diese Geräte für elektrische Stimulierung wirkungsvoll sind. Das könne demonstriert werden. Aber alle beinhalten schwerwiegende methodologische Mängel. In jeder Abhandlung ist die Rede davon, daß die Elektrobehandlung mit Kegel-Übungen kombiniert wurde. Daher kann man nicht mit Sicherheit feststellen, ob die heilsamen Resultate von der Elektrostimulierung im Einklang mit den Übungen herrühren oder von den Übungen allein. Da es keine Beweise gibt, die zeigen, daß die Elektrostimulierung den Übungen zum Vorteil gereicht, bleiben wir dabei, daß der wohltuende Einfluß allein auf die Übungen zurückzuführen ist. Die sind zudem noch billiger, sicherer und angenehmer.

Wenn Sie mehr über die Beschaffenheit Ihres PC-Muskels wissen möchten, müssen Sie zunächst einmal überlegen, ob Sie je unter Streß – bei besonderer Belastung oder Beanspruchung ein wenig uriniert haben – zum Beispiel wenn Sie lachen, Sport treiben, rennen oder springen? Ist dies der Fall, so kann es sich um eine Schwäche oder Atrophie des PC-Muskels handeln. Hatten sie je Schwierigkeiten, zum Orgasmus zu kommen? Auch das kann ein Hinweis auf die Muskelschwäche sein.

Wenn Sie unter Rückenschmerzen zu leiden haben, häufig Entzündungen im Vaginal- oder Harnbereich haben oder Schmerzen fühlen, wenn Ihr Partner in Ihre Vagina eindringt oder auch wenn Sie in der Vagina überhaupt nichts empfinden, so kann das an der chronischen Beckenspannung liegen. Wenn Sie vor oder während der Menstruation schlimme Bauch- krämpfe haben oder sexuell ganz unterschiedlich reagieren, besteht die Möglichkeit, daß Sie keine Kontrolle über diesen Muskel haben.

Eine sehr nützliche Informationsquelle kann auch Ihr Part- ner sein. Von ihm erfahren Sie mehr über sich und Ihre Reaktionen. Wenn Sie einen Partner haben, der Ihnen genau sagen kann, wann Sie beim Verkehr Ihren PC-Muskel absicht- lich zusammenziehen, können Sie die mangelnde Kontrolle wahrscheinlich überwinden. Wenn Ihr Partner Ihnen sagt, wie behaglich er sich bei Ihnen fühlt oder vielmehr in Ihnen, können Sie vermutlich die Schwäche des PC-Muskels eindäm- men. Wenn Ihr Partner Ihnen mit Worten oder Gesten zu verstehen gibt, daß er oder sie kaum den Kontakt mit Ihnen spürt, läßt das auf schwache PC-Muskeln schließen.

Rebecca und ihr Mann kamen als Hilfesuchende in eine Klinik. Er klagte, ihre Vagina sei so weit geworden, daß er gar nicht mehr sagen könne, wann sein Penis noch in ihr und wann er schon herausgerutscht sei. Wenn er auch sicherlich übertrieb, so war das doch ein echtes Problem. Nachdem sie zwei Wochen Biofeedback-Training praktiziert

hatte, bemerkte er: »Zuerst war ihre Vagina wie ein weit
geöffnetes Fenster. Jetzt ist sie eng wie ein Schlüsselloch!«
Der Therapeut nahm zunächst an, daß ›manche Männer
einfach nie zufrieden sind‹ aber nach der Messung von
Rebeccas PC-Muskel mit dem Vaginalmyographen stellte
sich heraus, wie wichtig es war, die Patientin zu lehren,
wie sie ihren PC-Muskel zusammenziehen und entspannen
konnte. Rebecca hatte bis dahin nur gelernt, ihren PC-
Muskel anzuspannen. Beherrschung und Entspannung des
Muskels mußte sie noch lernen.

Nachdem Sie Ihre Anamnese durchgegangen sind, sollten Sie
versuchen, Ihren PC-Muskel zu finden. Sie können entweder
allein oder zusammen mit einem Partner an diese Aufgabe
gehen. Wir schlagen vor, daß Sie bei der Suche auf eigene Faust
einen kleinen Spiegel zu Hilfe nehmen. Manchen Frauen fällt
es nicht schwer, ihre Genitalien zu betrachten. Aber vielen ist
es noch viel peinlicher, ihre Genitalien anzusehen, als sie zu
berühren. (Männer sind es gewöhnt, ihr Genitalien zu sehen.
Sie sind daher in einer solchen Situation viel unbefangener.)
Wenn es Ihnen widerstrebt oder Sie Angst davor haben, sich
unter die Lupe zu nehmen, so sollten Sie bedenken, daß Ihre
Genitalien schließlich ein Teil Ihres Körpers sind und daß Sie
sich dieser Gaben der Natur nicht zu schämen brauchen. Es ist
natürlich relativ leicht, so etwas zu schreiben, und weit
schwieriger, auch danach zu handeln – besonders, wenn die
Erziehung bei manchen Frauen (und Männern) dazu geführt
hat, daß sie sich dieses Körperteils schrecklich schämen.

Um mehr über Ihren PC-Muskel zu erfahren, müssen Sie sich
auf den Rücken legen, den Spiegel hinhalten und darin Ihre
Genitalien betrachten. Ist es das erstemal, daß Sie Ihre Genitalien zu Gesicht bekommen, so lassen Sie sich ein paar Minuten
Zeit, und sehen Sie, ob Sie die verschiedenen Teile erkennen
können – die Vagina, die Klitoris, die Schamlippen, die Harnröhre und den Anus (siehe Illustration 3).

Wenn Sie sich etwas daran gewöhnt haben, sich so zu
betrachten, und mit dem, was Sie sehen, vertraut geworden
sind, fangen Sie an, abwechselnd einzuziehen (als müßten Sie
den Urin zurückhalten) und zu drücken (als hätten Sie gerade

Stuhlgang). Blicken Sie dabei immer weiter in den Spiegel. Wenn Sie den Muskel beherrschen und er kräftig genug ist, müßten Sie eigentlich das Perineum (den Damm, den Abschnitt zwischen Anus und Genitalien) auf Ihre Befehle hin einsinken und hinaustreten sehen. Achten Sie gleichzeitig darauf, ob sich Ihr Bauch, Ihre Pobacken und die Oberschenkelmuskeln mitbewegen. Ist dies der Fall, so haben Sie noch nicht gelernt, Ihren PC-Muskel gesondert zu aktivieren.

Zwischen dem, was Sie tun müssen, um Ihren PC-Muskel zu trainieren, und was Sie tun, um Freude am Sex zu haben, ist ein großer Unterschied. Für den Sex gilt im allgemeinen: je mehr Muskeln beansprucht werden, desto besser. Deshalb haben auch sexuell sehr aktive Frauen anfänglich oft große Mühe, den PC-Muskel gesondert zu behandeln. Um diesen Muskel so zu trainieren, daß er besser funktioniert, müssen Sie zunächst einmal lernen, ihn unabhängig von den anderen Muskeln zu bewegen. Je besser Ihnen das gelingt, desto größere Wirkung zeigt das Training, und desto länger können Sie trainieren, ohne müde zu werden.

Zum nächsten Schritt gehört wiederum der Spiegel. Viele Frauen können so mit dem Becken rotieren und dabei die Beine spreizen, daß sich der Scheideneingang leicht öffnet. Wenn Sie dazu in der Lage sind, können Sie vielleicht bei ausreichender Beleuchtung beobachten, wie sich der Scheideneingang auf das Zusammenziehen und Entspannen des PC-Muskels hin öffnet und schließt. Daran können Sie auch erkennen, inwieweit Sie den Muskel beherrschen und wie kräftig er ist. Wenn Sie sich nicht so weit entspannen können, daß sich der Scheideneingang öffnet, kann das ein Hinweis darauf sein, daß Sie an chronischer Beckenspannung leiden.

Der dritte Schritt zur Einschätzung Ihres PC-Muskels besteht darin, daß Sie Ihren Finger in die Scheide einführen. Auf diese Weise ist es nicht weiter schwierig, den PC-Muskel zu lokalisieren. (Beim Mann muß der Finger natürlich ins Rektum eingeführt werden, wenn man den PC-Muskel auffinden will.) Wenn Sie den Finger in der Vagina haben, ziehen Sie den PC-Muskel zusammen und lassen Sie wieder locker, damit Sie genau wissen, wo er sich befindet – genau wie Sie es schon zuvor getan haben, als Sie in den Spiegel sahen. Die Vaginalwände sind relativ gleichmäßig, doch Sie sollten in der Lage sein, mit Hilfe der Finger den PC-Muskel drei bis fünf Zentimeter vom Scheideneingang entfernt ringsherum unter der Oberfläche zu ertasten. Machen Sie den Finger etwas krumm und drücken Sie in Abständen von etwa 1 cm auf die Scheidenwand. Arbeiten Sie sich vom Scheideneingang in gerader Linie nach innen vor, bis Sie an den Muttermund stoßen. Spannen Sie Ihren PC-Muskel an jedem Druckpunkt an und achten Sie darauf, ob Sie mit dem Finger eine Bewegung fühlen können.

Laut Kegel ist ein gesunder Muskel drei Finger dick, ein schwacher dagegen vielleicht nur ›bleistiftdünn‹. Wenn Sie die Vaginalwand im Abstand von etwa 1 cm abtasten, müßten Sie den Muskel eigentlich bald finden. Sie müßten auch erkennen, wann Sie sich vor dem PC-Muskel befinden und wann Sie schon darüber hinweggegangen sind. Sie sollten sich ringsherum vorfühlen und auch gegen die Rückseite drücken. Wenn es Ihnen unangenehm ist, in Ihre Vagina zu greifen, können Sie zunächst einmal versuchen, Ihren PC-Muskel mit Hilfe eines elektrischen Stimulators zu finden. Haben Sie dann ein wenig Übung, sind Sie vielleicht zuversichtlicher. Dann können Sie sich vielleicht überwinden, und es macht Ihnen nichts mehr aus, sich zu berühren.

Machen Sie den ›Zwei-Finger-Test‹, nachdem Sie einen Finger eingeführt haben. Zwei Finger müssen nebeneinander so tief wie möglich eingeführt werden. Spreizen Sie dann Ihre Finger nach Art einer Schere. Versuchen Sie nun, Ihre Finger wieder aneinanderzudrücken, indem Sie Ihren PC-Muskel zusammenziehen. Wenn es Ihnen gelingt, ist alles in Ordnung. Wenn es Schwierigkeiten gibt, versuchen Sie es weiter.

Falls Sie diese Übungen mit einem Partner zusammen machen, ist es Ihnen vielleicht lieber, wenn dieser Sie zuerst mit einem und dann mit zwei Fingern untersucht. Dabei stellt sich nicht nur heraus, wie kräftig oder schwach der Muskel ist, Sie werden auch feststellen, ob bestimmte Stellen Ihrer Vagina empfindlicher auf die Berührung reagieren als andere.

Beim Vortasten mit den Fingern kann man die PC-Muskeln verschiedener Menschen nicht miteinander vergleichen, da anatomische Unterschiede in der Größe der Vagina und Faktoren wie die Gesamtmenge an Körperfett den subjektiven Eindruck stark beeinflussen. Sie müssen auch bedenken, daß die Größe der Vagina und die Stärke des PC-Muskels nichts miteinander zu tun haben. Eine Frau hat vielleicht eine große Vagina mit sehr guten Muskeln, eine andere dagegen möglicherweise eine kleine enge Vagina mit sehr schwachen Muskeln.

Manche Frauen sind es gewohnt, ihre Beckenmuskeln nur dann zu kontrahieren und zu entspannen, wenn es um die Sexualität geht, und sind möglicherweise nicht in der Lage, dies auch in anderen Situationen und, was am schlimmsten ist, im klinischen Rahmen zu tun. Vor zwei Jahren, als wir die Stärke der Beckenmuskeln mit Hilfe des Vaginalmyographen testeten, wurden manche Versuchspersonen in der Praxis eines Biofeedback-Therapeuten untersucht, wo sie sich in einem Stuhl zurücklehnen mußten. Andere wiederum wurden in einer Frauenklinik untersucht, wo sie auf einem ganz normalen gynäkologischen Untersuchungstisch lagen. Eine Frau wurde beim Therapeuten *und* in der Klinik untersucht. Die Werte waren bedeutend niedriger, als sie auf dem Tisch lag, also haben wir unsere Daten noch einmal überprüft. Und wir stellten tatsächlich einen frappierenden Unterschied in der Muskelstärke fest, je nachdem, wo die Untersuchung durchgeführt wurde.

Es gibt auch noch eine andere gute Methode, um den PC-Muskel zu bestimmen: man kann versuchen, den Urinfluß zu bremsen. Wenn Sie gute Muskeln haben und diese auch beherrschen, können Sie urinieren und auch jederzeit stoppen, ganz wie es Ihnen beliebt. Gelingt Ihnen das nicht gleich beim erstenmal, so ist das kein Grund zum Verzweifeln. Es gehört ja zum Training, daß Sie lernen, den richtigen Muskel zu kontrahieren oder zu entspannen.

Wir haben ausführlich erklärt, wie wichtig es ist, den PC-Muskel richtig auszumachen, bevor wir Ihnen sagen, welche Übungen angebracht sind. Aus gutem Grund! Viele Frauen haben Monate und Jahre damit vertan, die falschen Muskeln zu benutzen, und damit nichts erreicht.

Betsy, eine Krankenschwester um die Vierzig, hatte zehn Jahre lang Kegel-Übungen gemacht – oder was sie dafür hielt. Sie gelangte immer mehr zu der Überzeugung, daß

*mit ihrer Blase etwas ganz und gar nicht stimmte, denn
trotz fleißigen Übens wurde die Streßinkontinenz immer
schlimmer. Schließlich konsultierte sie eine Biofeedback-
Spezialistin. Die anfänglichen Tests mit dem Vaginalmyographen zeigten, daß sie sehr schwache Muskeln hatte.
Als ihre Methode der Kegel-Übungen überprüft wurde,
stellte sich heraus, daß sie vornehmlich die Pobacken und
die Unterleibsmuskeln anstelle ihres PC-Muskels betätigt
hatte. Durch konstantes Biofeedback nahm ihre Muskel-
kraft ständig zu, und damit war die Streßinkontinenz
überwunden. Und was für Betsy noch viel wichtiger war:
nachdem sie ein paar Monate lang regelmäßig trainiert
hatte, hatte sie sogar allein durch vaginale Stimulierung
Orgasmen. Das hatte sie sich schon immer gewünscht, aber
nie erreicht.*

Betsys Geschichte ist besonders interessant und aufschluß-
reich, denn sie zeigt, daß selbst Fachkräfte auf dem Gesund-
heitssektor beziehungsweise aus der Krankenpflege, die Anatomie studiert haben, die falschen Muskeln betätigen, ohne sich
dessen bewußt zu sein. Sie können sich ihres Körpers ebensowenig bewußt sein wie andere Leute.

Wenn Sie den PC-Muskel durch den Finger-Test oder das
Unterbrechen des Urinstroms erst einmal richtig lokalisiert
haben, kommt der nächste Schritt – die regelmäßigen
Übungen.

Es gibt zwei Arten, den PC-Muskel ohne einen Widerstand in
der Vagina zu trainieren. Es ist jedoch von Vorteil, wenn etwas
da ist, wogegen der Muskel kontrahieren und sich wieder
entspannen kann. Als Kegel seinen Patientinnen die Übungen
empfahl, wies er sie an, dabei sein Perineometer zu benutzen.
Übungen ohne einen Widerstand sind nützlich, um den PC-
Muskel kontrahiert zu halten und die Scheide feucht, doch ein
atrophierter Muskel, der größer und stärker werden soll, wird
dadurch nicht gebessert.

Kegel hat seinen Patientinnen offensichtlich niemals irgend-
welche Merkblätter oder Bücher gegeben, in denen sie die
Übungen nachlesen konnten. In seinen medizinischen Fachbüchern werden die Übungen, die er empfahl, zwar eingehend

beschrieben, doch diese Beschreibungen unterscheiden sich in jedem Fall etwas voneinander. Man kann also auf eine riesige Auswahl voneinander abweichender Instruktionen von Klinikern und in Büchern stoßen. Viele Ärzte sind zu der Überzeugung gelangt, daß ein solches Training keine wirksame Methode zur Behebung physischer Erkrankungen oder Defekte ist. Der Grund ist vielleicht in der Tatsache zu suchen, daß sie ohne ausführliche konsequente Richtlinien selbst nicht in der Lage sind, ihren Patienten genaue Anweisungen zu geben, wie diese Übungen tatsächlich durchzuführen sind. Sie versäumen es zum Beispiel oft, die Benutzung eines Widerstandes in der Scheide zu empfehlen.

Was für ein Gerät ist zu empfehlen, und wo bekommt man es? So ein Widerstand braucht gar nicht teuer zu sein. Ihr Finger ist ein akzeptabler Ersatz. Abgesehen davon gibt es alle möglichen Geräte von Dildos über Vibratoren bis zu neuen Erzeugnissen von nicht-sexueller Form und Farbe, die Sie sich auch per Post schicken lassen können, wenn es Ihnen widerstrebt, selbst eines zu kaufen. Für welches Gerät Sie sich auch entscheiden – es sollte relativ fest sein, jedoch auch ein wenig nachgeben. Manche Frauen berichten, daß Geräte aus Hartgummi wie zum Beispiel Vibratoren in Penisform irritierend sind.

Wir wollen uns zunächst einmal über die Praxis mit dem Widerstand unterhalten. Da sich die Funktion des PC-Muskels nur dann bessert, wenn man häufig und regelmäßig trainiert, sollte man zumindest zweimal täglich fünfzehn Minuten dafür ansetzen. Und zwar zu einer Zeit, zu der Sie aller Wahrscheinlichkeit nach nicht gestört werden. Schließen Sie die Tür ab, nehmen Sie den Telefonhörer von der Gabel und hängen Sie wenn nötig ein Schild ›Nicht stören‹ draußen an die Tür.

Kontrahieren Sie den PC-Muskel unter Benutzung des Widerstandes drei Sekunden hintereinander und lassen Sie ihn dann ebensolang locker. Machen Sie das zehnmal hintereinander. Macht es Ihnen anfänglich Schwierigkeiten, die Kontraktion drei Sekunden aufrechtzuerhalten, begnügen Sie sich mit zwei oder sogar nur einer Sekunde. Nehmen Kraft und Ausdauer zu, steigern Sie sich allmählich, bis Sie bei zehn Sekunden sind. Vergessen Sie aber nicht, den Muskel zwischendurch immer genausolang locker zu lassen. Das ist ebenso wichtig wie die Kontraktion. Wenn Sie zehnmal hintereinander kontrahiert und entspannt haben, versuchen Sie, kurz mit dem Muskel zu schnippen. Kontrahieren und entspannen Sie den PC-Muskel ein paar Minuten lang ganz rasch hintereinander. Zuerst können Sie dabei vielleicht gar nicht sagen, ob Sie den Muskel gerade kontrahieren oder entspannen, doch mit der Zeit wird das einfacher. Eine Frau mit musikalischen Ambitionen erzählte uns, es sei, als übe sie einen Triller. Sie pflege ihre Lieblingsplatte aufzulegen und ihren PC-Muskel im Takt dazu zu bewegen. Als sie geschickter geworden sei, habe sie mit ihrem PC-Muskel den Rhythmus bestimmter Melodien ›gespielt‹ und ihren Mann raten lassen, was sie spiele.

Wie viele Kontraktionen sollten Sie während einer Übungs-›Stunde‹ zustande bringen? Kegel hat immer wieder behauptet, dreihundert Kontraktionen *pro Tag* seien erforderlich, um die Funktion des PC-Muskels wesentlich zu verbessern. Er sprach von Kontraktionen während der Anwendung seines Perineometers, von denen jede mehrere Sekunden dauern sollte. So viele Kontraktionen sind vielleicht übertrieben, jedenfalls während der ersten Wochen. Wie bei jedem anderen Trainingsprogramm auch, ist es ratsam, langsam anzufangen und sich allmählich zu steigern, um keinen Muskelkater zu bekommen. Aber dreihundert Kontraktionen pro Tag – etwa hundert auf einmal – sind wohl ein vernünftiges Ziel der Therapie. Ständiges Training ist jedoch auf lange Sicht gesehen wichtiger als eine bestimmte Anzahl von Kontraktionen pro Tag. Das könnte leicht langweilig werden und dazu führen, daß Sie vorzeitig mit dem Training aufhören.

Das Training ohne ein solches Gerät, das einen Widerstand bietet, hat den großen Vorteil, daß man es überall und jederzeit praktizieren kann, ohne daß jemand weiß, was Sie tun. Sie können Ihren PC-Muskel auf diese Weise ohne jegliches Hilfsgerät trainieren, während Sie Auto fahren, einen Vortrag hören, Bridge spielen oder tippen. Wir nennen das eine spontane Reaktion. Unsere Untersuchungen haben ergeben, daß Menschen, die von sich behaupten, daß sie viel Freude am Sex haben und sich häufig sexuell betätigen, auch im Laufe des Tages oft ihren PC-Muskel in Bewegung setzen.

Sie können sich selbst dazu anhalten, indem sie Markierungen anbringen, die Sie daran erinnern. Sie könnten zum Beispiel grellfarbige Punkte auf Ihrer Brieftasche, dem Telefon, dem Kühlschrank, einer Uhr oder einer Lampe anbringen. Kontrahieren Sie Ihren PC-Muskel jedesmal beim Anblick eines solchen Punktes mehrmals. Sie können aber auch ein häufig wiederkehrendes Ereignis zum Anlaß nehmen. Eine Vertreterin, die viel unterwegs ist, hat es sich angewöhnt, ihren PC-Muskel jedesmal zu kontrahieren, wenn sie an einer roten Ampel halten muß. Eine Börsenmaklerin aktiviert ihren PC-Muskel in rascher Aufeinanderfolge, sobald sie das Telefon klingeln hört. Nehmen Sie irgendein regelmäßig wiederkehrendes Ereignis zum Anlaß und üben Sie jedesmal, wenn es eintritt.

Achten Sie auf Ihre Reaktionen, während Sie entweder festgesetzte oder spontane Übungen machen. Viele Leute kontrahieren ihre PC-Muskeln ganz unbewußt, wenn sie an etwas denken, was sie sexuell erregt. Das kann dazu führen, daß die Vagina befeuchtet wird. Manche Frauen, die feucht werden, wenn sie jemanden sehen, zu dem sie sich sexuell stark hingezogen fühlen, kontrahieren vielleicht ihre PC-Muskeln, ohne sich dessen bewußt zu sein. Wenn Ihre Muskeln schwach sind oder Sie sich nie darum gekümmert haben, so haben Sie diese Gewohnheit vielleicht nicht angenommen.

Wenn Sie wochenlang regelmäßig trainiert haben, möchten Sie vielleicht den Fingertest noch einmal machen oder den Urinstrom willentlich unterbrechen, um festzustellen, ob Sie schon anders reagieren als beim erstenmal. Ein Feedback hinsichtlich Ihrer Fortschritte ist sehr wichtig, denn selbst geringfügige Änderungen in der richtigen Richtung bewirken schon, daß Sie sich ermutigt fühlen und dazu bemüßigt, weiter an sich zu arbeiten. Es kann nämlich leicht passieren, daß man sich entmutigen läßt und vorzeitig aufhört. Werden Ihre Übungen nicht kontrolliert und aufgezeichnet, kann es einen oder zwei Monate dauern, bevor sich ein kleiner Fortschritt abzeichnet.

Wenn Sie einen Kliniker kennen, der über ein Gerät zum Messen der Aktivität des PC-Muskels verfügt, kann das eine große Hilfe sein – besonders wichtig bei Frauen mit Störungen, die eine Messung oder ein Training des PC-Muskels unbedingt erforderlich machen. Die meisten Geräte und Apparaturen wie zum Beispiel der Vaginalmyograph sind zu teuer, um sie sich selbst zuzulegen, ihre Anwendung bringt jedoch nicht zu unterschätzende Vorteile mit sich. Sehr wichtig ist die richtige Diagnose: Ist der Muskel zu schwach oder chronisch kontrahiert? Die Geräte verhelfen auch dazu, daß unbedingt der richtige Muskel trainiert wird. Die Fortschritte können auch mengenmäßig eingeschätzt werden. Die Veränderungen von einer Woche zur anderen können miteinander verglichen werden. Selbst geringfügige Verbesserungen können mittels eines Digitalreadout oder einer graphischen Darstellung aufgezeichnet werden und machen der Patientin Mut. Ohne die entsprechende Aufzeichnung ist die Chance viel größer, daß man sich entmutigen läßt, versagt oder nur langsam Fortschritte macht.

Oft merkt Ihr Partner eine Veränderung Ihres PC-Muskels eher als Sie selbst. Bei einer heterosexuellen Beziehung können Sie die Kontraktionen des PC-Muskels während des Geschlechtsverkehrs praktizieren. Fragen Sie Ihren Partner, ob er sie spürt. Es kommt natürlich ganz darauf an, wie schwach Ihre Muskeln zu Anfang sind. So kann es ein paar Tage, aber auch ein paar Wochen dauern, bevor er etwas spürt. Ist er ein verständnisvoller Partner, können Sie die Sache dann auch mit umgekehrten Vorzeichen betreiben. Bitten Sie ihn, seinen PC-Muskel zu kontrahieren, während er in Ihnen ist. Dadurch kräftigt sich sein Muskel, sein Penis hebt sich bis zum Bauchnabel – wodurch vielleicht auch Ihr Gräfenberg-Punkt stimuliert wird. Falls Sie seine Kontraktionen nicht spüren, sollte er dieses Kapitel vielleicht selbst einmal lesen und seinen Muskel ebenfalls regelmäßig trainieren.

Denken Sie daran, daß ohne regelmäßiges Üben keine Besserung zu erwarten ist. Nehmen wir zum Beispiel folgenden Fall: *Marcy war eigentlich gar nicht daran gelegen, ihren PC-Muskel zu trainieren oder ein besseres Sexualverhalten an den Tag zu legen. Doch ihr Freund bestand darauf. Deshalb suchte sie uns innerhalb eines Zeitraums von sechs Monaten drei- bis viermal auf. Jedesmal kam sie auf etwa 3 Mikrovolt (sehr schwach), wenn die Werte mit dem Vaginalmyographen gemessen wurden. Sie gab zu, keinerlei*

*Übungen gemacht zu haben und nur gekommen zu sein,
weil ihr Freund darauf bestanden hatte. Sie trennten sich
schließlich, und sie erschien nicht mehr.*

Fleißiges Üben hingegen kann oft überraschend schnell zum
Erfolg führen.

*Dorothy war eine junge Mutter, deren ganzes Denken sich
um die Kinder drehte und die immer weniger Gefallen am
Sex fand. Ihr Mann reagierte auf seine Weise darauf: er
hatte eine Affäre. Dabei entdeckte er, daß kräftige PC-
Muskeln sehr von Vorteil sind. Er erzählte seiner Frau von
seiner Affäre und seiner Entdeckung und drohte ihr mit
Scheidung, falls sie sich nicht entschließen sollte, wegen
ihrer schwachen Muskeln zum Arzt zu gehen.*

*Dorothy war sehr fromm, und die Affäre ihres Mannes
machte ihr sehr zu schaffen. Doch sie erkannte auch, daß
sie ihre Ehe ernsthaft gefährdete. Nachdem sie Bücher über
dieses Thema gelesen hatte, suchte sie ihren Gynäkologen
auf. Als er sie untersucht hatte, fragte sie ihn nach dem
Zustand ihres PC-Muskels. Zu ihrer Verwunderung behauptete er, er wisse nicht, wovon sie spreche.*

*Völlig frustriert versuchte sie ein halbes Jahr lang,
herauszufinden, wie sie dieses Training allein bewältigen
konnte. Doch dabei war ihr kein Erfolg beschieden.
Schließlich hörte sie von einem Biofeedback-Therapeuten,
der mit einem Vaginalmyographen arbeitete. Sie ließ sich
einen Termin geben. Nach Aussage des Therapeuten war sie
»die beste Patientin, die ich je hatte. Es war buchstäblich
die Furcht vor Hölle und Verdammnis, die sie hergetrieben
hatte. Sie war fest davon überzeugt, daß ihr die Scheidung
drohte, weil sie ihren PC-Muskel vernachlässigt hatte. Sie
war fest entschlossen, ihre Ehe zu retten, und trainierte wie
verrückt. Zuerst lagen ihre Werte sehr niedrig, doch als sie
schon nach einer Woche wieder erschien, während der sie
ca. 300 Kontraktionen von 10 Sekunden pro Tag praktiziert
hatte, lagen ihre Werte bereits höher als die der Durch-
schnittsamerikanerin. Am Ende der zweiten Woche lagen
ihre Werte bei 19 oder 20. Damit fiel sie in die Kategorie
der obersten 2 Prozent, bei denen die Kontraktionen*

gemessen wurden«. Anscheinend gab es auch noch andere Eheprobleme, die sich nur mit Hilfe eines Eheberaters beheben ließen, doch ihr Mann beklagte sich nie wieder über ihre zu schwachen Muskeln.

Zu Anfang dieses Kapitels haben wir gesagt, daß die Lösung des Problems mittels Training des PC-Muskels ›keine schädlichen Nebenwirkungen‹ hat. Und doch gibt es eine Nebenwirkung, die viele Probleme aufwirft. Das Trainieren des PC-Muskels kann zu sexueller Erregung führen. Darauf sind die Frauen nur selten vorbereitet. Wenn aus medizinischen Gründen wie zum Beispiel Streßinkontinenz zu einem solchen Training geraten wird, versäumen es die Therapeuten oft, darauf hinzuweisen, daß das sexuelle Verlangen dadurch steigen kann. Was als angenehm und ein Zeichen einer gesunden Konstitution be-trachtet werden sollte, ruft manchmal Sorgen, Angst und Schuldgefühle hervor.

Bei unserer Forschung haben wir Hunderte von Frauen befragt, die irgendwann einmal versucht haben, ihr Trainings-programm auf eigene Faust zu absolvieren und wieder damit aufhörten – lange, bevor ihr Problem gelöst war. Sehr oft, wenn wir in der Lage waren, die Gründe dafür aufzudecken, stellte sich heraus, daß die unbefriedigte sexuelle Erregung ein wichti-ger Faktor dabei war.

Da es absolut nicht ungewöhnlich ist, daß Frauen, die mit ihrem PC-Muskel-Training beginnen, eine Steigerung ihres Verlangens nach Geschlechtsverkehr verspüren, erhebt sich die Frage, was man tun kann, wenn einen das Training erregt. Wenn Sie einen Partner haben, der sich durch Ihr gesteigertes Verlangen nicht bedroht fühlt, liegt die Lösung auf der Hand. Ansonsten bietet sich das Masturbieren an.

Dieses Thema wirft viele Kontroversen auf. Vielen Frauen hat man von klein auf beigebracht, daß sie ihre Genitalien nicht berühren dürfen. Viele Religionen vertreten den Stand-punkt, daß es sowohl bei Männern als auch bei Frauen eine Sünde ist, wenn sie ›Mißbrauch mit sich selbst‹ treiben. Für Leute, die Anhänger dieser Lehre sind, ist die Masturbation natürlich keine Lösung. Es gibt aber auch eine positive Einstel-lung zur Masturbation, nämlich die These, daß sie eine ganz natürliche, freudenspendende Tätigkeit ist, mit der schon in jungen Jahren begonnen wird. Übertrieben häufiges Masturbieren wird als Ergebnis, nicht aber als die Ursache anderer Schwierigkeiten angesehen.

Wir sind der Auffassung, daß es wichtige physische wie auch psychologische Gründe für das Masturbieren gibt. Auf diese Weise kann man seine Körperreaktionen am allerbesten kennenlernen. Beim Masturbieren bietet sich die Gelegenheit, ganz allein mit Berührungen zu experimentieren und herauszufinden, welche Stellen am empfindlichsten sind. Auf diese Weise kommt es zu einer sexuellen Befriedigung. Das Masturbieren entbindet einen von dem Zwang, sich mit irgendeinem Partner einzulassen, wenn gerade kein geeigneter Partner zur Verfügung steht. Manchmal erfährt man beim Masturbieren auch Dinge über sich selbst, die man dann mit seinem Partner teilen sollte. Wenn Sie sich fürchten, Ihrem Partner solche Entdeckungen mitzuteilen, ersehen Sie daraus, wie es um Ihre Beziehung steht.

Nur ein Drittel der Amerikanerinnen masturbiert regelmäßig. Hingegen tun das zwei Drittel der Amerikaner. Man kann wohl gemeinhin sagen, daß Frauen, die regelmäßig masturbieren, nicht so anfällig für Muskelschwäche sind wie Frauen, die das nicht tun. Dabei spielen vermutlich zwei Faktoren eine Rolle. Frauen, die masturbieren, sind wahrscheinlich besser in der Lage, etwas über ihre Empfindungsskala im Beckenbereich auszusagen. Wenn die Masturbation zum Orgasmus führt, wird dabei mit Gewißheit der PC-Muskel regelmäßig trainiert. Dadurch werden einem die Gefühle im Genitalbereich bewußter. Es kann jedoch auch anders kommen: das mangelnde Körperbewußtsein kann dazu führen, daß weniger masturbiert wird. Damit wird auch der PC-Muskel nicht so häufig aktiviert. Es kann zu einer Schwächung oder Atrophie kommen.

Dieses Kapitel ist vor allem den PC-Muskeln der Frauen gewidmet, weil in unserer Gesellschaft mehr Frauen als Männer an einer schwerwiegenden Schwäche des PC-Muskels zu leiden scheinen. Obwohl es den Rahmen dieses Buches sprengen würde, wollten wir alle Gründe dafür anführen, so wollen wir doch zumindest einige nennen. Auch Männer leiden an schwachen PC-Muskeln. Ein Symptom dieses Zustandes ist eine lange Refraktärphase, der Zeitabschnitt, während dem das gereizte Organ für einen neuen Reiz unempfindlich ist. Die jüngste Forschung hat überzeugende Beweise dafür geliefert, daß Männer ebenso wie Frauen zu vielfachen Orgasmen in der Lage sind. Ein kräftiger PC-Muskel scheint dabei der wichtigste Faktor zu sein.

Männer können ihren PC-Muskel finden, indem sie ihr Rektum abtasten – genau wie Frauen den Muskel palpieren, indem sie ihre Vagina Zentimeter um Zentimeter abtasten. Sie können den gleichen Fingertest machen und den Urinfluß willentlich unterbrechen. Spontanes Üben ist für sie ebenso nützlich. John Perry hat einen Rektalmyographen erfunden, der eine kleinere Version des Vaginalmyographen ist. Mit Hilfe dieses Gerätes können Männer (oder Frauen mit Vaginismus) die Kontrolle über ihre PC-Muskeln zu erlangen suchen. Anhaltende Kontraktionen im Wechsel mit Lockerlassen des Muskels sowie der rasche Wechsel von beidem sind für Männer und Frauen gleich nützlich. Eine weitere nützliche Übung für Männer ist der ›Handtuchtrick‹. Ein Mann mit einem gesunden PC-Muskel sollte in der Lage sein, ein kleines Handtuch über seinen erigierten Penis zu hängen und ihn durch Muskelkontraktion willentlich zu heben und zu senken. Wenn das Gästehandtuch abrutscht, kann man es auch mit einem Waschlappen versuchen. Ist der Muskel schwach, genügt auch schon ein Taschentuch. Denn für den Handtuchtrick ist eine starke Erektion vonnöten. Sicher möchten viele Männer das erst in aller Stille üben, da die ›Angst vor dem Versagen‹ der Erzfeind jeder männlichen Erektion ist.

Wenn wir uns einmal die Geschichte der Medizin ansehen, so wird uns klar, daß unsere Entdeckungen im Hinblick auf die große Bedeutung eines gesunden PC-Muskels alles andere als neu sind. Im Jahre 1926 veröffentlichte van de Velde das populärste Sexualbrevier, den Leitfaden für mindestens ein Vierteljahrhundert, *Die vollkommene Ehe – eine Studie über ihre Physiologie und Technik*. Bevor Masters und Johnson auf der Bildfläche erschienen, wurde sein Buch in über vierzig Auflagen gedruckt und beeinflußte Millionen von Leuten. Wenn wir auch inzwischen mehr über die Anatomie und Physiologie des Menschen – zum Beispiel über die Rolle der

Hormone – wissen, so ist doch auch nach fast sechzig Jahren van de Veldes ästhetisches Einfühlungsvermögen in die Sexualität unübertroffen geblieben.

Van de Velde wußte tatsächlich schon alles über die Bedeutung der guten freiwilligen Beherrschung des PC-Muskels für die Sexualität und hat sich eindeutig zu dem bekannt, was Forscher in späteren Jahren immer wieder entdeckt haben – daß nämlich manche Frauen ›besonders geschickt und regelrecht Expertinnen sind‹, wenn es darum geht, diesen Muskel ›willentlich zu kontrollieren‹, eine Fähigkeit, die von unschätzbarem Wert ist für die *Technik* des Geschlechtsverkehrs. Doch das Trainieren des Beckenbodens wird von den Frauen fast ausnahmslos völlig außer acht gelassen.[6]

Eine Frau, die jetzt fast sechzig ist, erzählte uns, daß sie in ihrer Jugend van de Velde gelesen und ihr Wissen mit ihrer besten Freundin geteilt hätte. Anstatt am Sonntagnachmittag ins Kino zu gehen, pflegten sie zu Hause zu bleiben und ihre PC-Muskeln zu trainieren. »Bei mir klappt es jetzt«, sagte dann die eine zu der anderen. »Und wie ist es bei dir?« Diese Frau hat dadurch sehr kräftige PC-Muskeln bekommen und neigt zu Mehrfachorgasmen. Sie hat jedoch nicht geübt, den Muskel auch zu entspannen. Daher ist es gelegentlich auch zu Vaginismus gekommen.

Zu der gynäkologischen Untersuchung gehörte bei van de Velde auch die Anweisung an seine Patientinnen, ihre Muskeln zu trainieren. Er drang auch darauf, daß andere Gynäkologen ›diese unvermeidlichen Gelegenheiten nutzen, um ihren Patientinnen auch auf diese Weise zu helfen‹.[7] Leider haben diesen Rat nur wenige Gynäkologen außer Kegel beherzigt.

Die Medizin vermied es auch in den vierziger und fünfziger Jahren noch, sich mit der Sexualität zu befassen. Dadurch wurde der potentielle Einfluß von Arnold Kegels Werk sehr geschmälert. Kegel hatte van de Velde gelesen, und Ende der vierziger Jahre bestätigte und erweiterte er seine Beobachtungen durch die Entwicklung eines kompletten ›Paketes‹ zur Wiederherstellung des PC-Muskels. Im Jahr 1952 hatte er dann genügend klinische Erfahrung, um sicher sein zu können, daß diese Methode wirksam war und viele Operationen am PC-Muskel überflüssig machte.

Kegel hat Anfang der fünfziger Jahre eine ganze Anzahl von Artikeln veröffentlicht, in denen er behauptete, er hätte 86 Prozent von 300 Patienten erfolgreich behandelt, die an Streßinkontinenz litten. Mit Hilfe seines Perineometers und der Trainingsmethode hätte er sie geheilt.[8] Er hat auch festgestellt, daß in fast allen Fällen die Kräftigung und Beherrschung des PC-Muskels eine Verbesserung des Sexualverhaltens nach sich zog. Viele Frauen erlebten daraufhin zum erstenmal einen Orgasmus.

Kegel war genau wie Gräfenberg einer der Verlierer in dem intellektuellen Machtkampf, der so häufig wissenschaftliche Forschungskreise beherrscht. Nach 1956 hat er nichts mehr veröffentlicht. Da kam dann Kinseys und Masters und Johnsons ›Nur-klitoral‹-Theorie zum Tragen, und erst vor kurzem sind sowohl Kegel als auch Gräfenberg wiederentdeckt worden. Obwohl man die Kegelschen Übungen inzwischen in der ganzen Welt praktiziert, werden sie in Amerika auch heute noch kaum je empfohlen – außer vielleicht von Geburtshelfern.

Es ist eines der Mysterien der Geschichte der Sexualtherapie, daß die Kegelschen Übungen zwar auf der ganzen Welt im Hinblick auf die Heilung der Streßinkontinenz bekannt sind und auch zur Anwendung kommen, die sexuellen Aspekte seines Werkes jedoch fast völlig außer acht gelassen werden, selbst von so berühmten Forschern wie Kinsey und Masters und Johnson.[9]

Es erscheint uns immer noch tragisch, daß das Forscherteam, das einen so starken Einfluß auf die Sexualforschung unserer Zeit haben sollte, Kegels Entdeckungen nicht hinreichend würdigte.

Erst im Jahre 1979 wurde statistisch und experimentell bewiesen, daß ein Zusammenhang zwischen der Stärke des PC-Muskels und der Orgasmuskapazität besteht. In diesem Jahr analysierten die Ärzte und Sexualtherapeuten Benjamin Graber und Georgia Kline-Graber die Daten von 281 Frauen, die sie in ihrer Klinik aufgesucht hatten. Die Patientinnen wurden in drei Gruppen eingeteilt: Frauen, die überhaupt nicht zum Orgasmus kommen konnten, Frauen, die nicht während des

Verkehrs, sondern nur durch unmittelbare Stimulierung der Klitoris zum Orgasmus kamen, und Frauen, die beim Verkehr *und* durch Stimulierung der Klitoris zum Orgasmus gelangten. Wie nicht anders zu erwarten, hatten die Frauen, die sowohl durch klitorale als auch durch vaginale Stimulierung zum Orgasmus gelangen konnten, die kräftigsten PC-Muskeln (der Durchschnittswert lag laut dem Kegelschen Perineometer bei 17). Bei den Frauen, die niemals einen Orgasmus hatten, war der PC-Muskel am schwächsten (der Durchschnittswert lag bei 7). Bei der mittleren Gruppe, die nur durch klitorale Stimulierung zum Orgasmus kam, lag auch der Meßwert der Muskelstärke zwischen den beiden anderen Werten (ein Durchschnittswert von 12). Die Autoren schlossen daraus, daß »ein Muskel, der die Vagina umschließt, bei Frauen, die unfähig sind, einen Orgasmus zu haben, geschädigt ist«.[10]

Die Ergebnisse des Graber-Teams decken sich mit denen von John Perry und Beverly Whipple. Auf der Basis der Erfahrungen mit klinischen Patienten unter Verwendung des Vaginalmyographen berichteten sie: je stärker die Muskeln, desto größer die Wahrscheinlichkeit, daß die Frauen infolge vaginaler Stimulierung einen Orgasmus haben. Einem anderen Bericht zufolge haben sie beobachtet, daß Frauen, die beim Orgasmus eine Ejakulation haben (zumindest hin und wieder), bedeutend stärkere PC-Muskel-Kontraktionen zu haben schienen als Frauen, die nie einen Ausfluß dieser Art hatten.[11]

Bei einer Biofeedback-Konferenz, die kürzlich während eines Seminars über Physiotherapie und Muskeln stattfand, verteilte die Rednerin, die im ganzen Lande bekannt ist, ein Büchlein, in dem Hunderte verschiedener Muskeln detailliert dargestellt waren. Ein Teilnehmer fragte, nachdem er sich die Illustrationen angesehen hatte: »Warum ist denn bei Ihrem Diagramm unterhalb des Nabels und zwischen den Oberschenkeln ein großer weißer Kreis?«

Offensichtlich verlegen erwiderte die Vortragende: »Nun, um Ihnen die Wahrheit zu sagen – es gibt ein paar sehr wichtige Beckenmuskeln. Aber bei den Physiotherapeuten ist es fast schon Tradition, diese zu unterschlagen.«

Es gibt viele Gründe dafür, warum Fachleute wie Gynäkologen und Therapeuten mit den Sexualmuskeln ihrer Patientinnen so wenig wie möglich zu tun haben wollten. Der wichtigste Grund ist natürlich die Angst, man könnte ihnen Lüsternheit vorwerfen. Leider ist das in den Augen unserer Gesellschaft zumeist ›der Gesundheit abträglich‹. Die meisten Psychologen in Amerika sind durch die American Psychological Association gegen falsche Behandlung und Amtsmißbrauch versichert. Als Teil einer Pauschalversicherung. Doch eine Art von ›Fehlbehandlung‹ deckt diese Versicherung nicht: wenn der Arzt für den Schaden verantwortlich gemacht wird, der sich aus dem intimen Kontakt zwischen Therapeuten und Patientin ergibt, den die Patientin dem Therapeuten vorwirft. Es ist daher kein Wunder, daß es sehr schwierig ist, einen Arzt oder Therapeuten zu finden, der bereit ist, sich mit Störungen zu befassen, die von den Sexualmuskeln herrühren.

Das ist besonders schade, weil die meisten Menschen starke Gefühle mit ihren Sexualmuskeln verbinden. Diese Empfindungen sind oft intensiver als bei den Muskeln anderer Köperpartien. Wenn die Menschen anfangen, auf ihre Beckenmuskeln zu achten, werden dadurch oft intensive Empfindungen ausgelöst, und man erinnert sich wieder an bedeutsame zwischenmenschliche Geschehnisse. Bei der Bioenergetikanalyse geschieht dies häufig im Zusammenhang mit dem Lockern und Nachlassen der Spannung in anderen Körperpartien.

Judy war über Vierzig, als sie wegen Streßinkontinenz mit der Vaginalmyographie anfing. Je besser ihre Muskeln wurden, desto unglücklicher wurde sie. Schließlich hörte sie mit den Übungen auf. Ihre Therapeutin riet ihr, die ›Vorteile‹ schwacher PC-Muskeln nicht außer acht zu lassen. Bald gelangte Judy zu einer wichtigen Einsicht. Ein paar Jahre zuvor war sie ganz vernarrt in einen Mann gewesen, der in ihrem Büro arbeitete. Monatelang saß sie an ihrer Schreibmaschine, träumte von ihm und kontrahierte ihre PC-Muskeln. Eines Tages fiel Judy dann Mr. Wunderbar auf, und er begann sich für sie zu interessieren. Je mehr Interesse er zeigte, desto ängstlicher wurde sie. Judy hatte sich gern ihren Träumereien hingegeben, aber der Gedanke, sich tatsächlich mit ihm einzulassen, erschien ihr absurd. Sie begann, die Kontraktionen ihres PC-Muskels mit Unmoral und Gefahr zu assoziieren.

*Mehrere Jahre nach dieser nicht vollzogenen Verbindung
bezichtigte sich Judy wieder der Unmoral und glaubte sich
in Gefahr, als sie ihren PC-Muskel trainierte, um die
Streßinkontinenz zu heilen.*

Judys Geschichte zeigt, wie wichtig es ist, auch die möglichen
Komplikationen zu bedenken, die das Training der PC-Muskeln mit sich bringen kann. Es ist nicht ungewöhnlich, daß die
Übungen alte Erinnerungen und Ängste wieder wachrufen, die
eine Behandlung erforderlich machen oder doch zumindest die
Geduld und das Verständnis eines guten Freundes. Fachkräfte,
die sich mit dem Muskeltraining befassen und Erfahrung damit
haben, sollten auch den ›Widerstand‹ aufspüren und damit
fertig werden. Für gewöhnlich ist es ratsam, das Muskeltraining erst einmal hintanzustellen und erst mit den Emotionen
zurechtzukommen, die es auslöst. Erst dann sollte das Training
fortgesetzt werden.

Auch über ein anderes Problem muß man sich im klaren
sein, wenn man Menschen beim Training ihrer PC-Muskeln
hilft: Patienten assoziieren die neuentdeckten herrlichen Gefühle oft mit dem Therapeuten, der zufällig zugegen ist, wenn
diese Gefühle sie überkommen. Genau wie sich Sängerinnen
oft in ihre Gesangslehrer verlieben. Wenn sich nämlich die
Kehle weitet, öffnet sich auch der Beckenbereich. Intensive
Lustgefühle stellen sich ein. Sängerinnen glauben daraufhin
oft, daß die von ihnen selbst ausgelösten herrlichen Gefühle auf
den Menschen zurückzuführen sind der ihnen dazu verholfen
hat, sich ihrer Muskeln auf eine ganz neue Art zu bedienen.
Genau das gleiche kann geschehen und geschieht, wenn man
jemandem dazu verhilft, daß er lernt, mit seinen PC-Muskeln
umzugehen. Wie bei allen therapeutischen Bestrebungen müssen die Therapeuten mit solchen Phänomenen vertraut und in
der Lage sein, taktvoll mit den emotionellen Reaktionen der
Patienten fertig zu werden sowie auch mit ihren eigenen. Sie
müssen viel Verständnis aufbringen und sich als integer erweisen.

Zu Beginn unserer Abhandlung über die Beckenmuskeln
haben wir noch andere tiefer gelegene Muskeln erwähnt, die
wie das innere Drittel des PC-Muskels vom Beckennerv inner-

viert sind. Das sind die Muskeln des Uterus. Als John Perry und Beverly Whipple Untersuchungen über die Rolle der inneren Muskeln bei der Ejakulation der Frau anstellten, haben sie einen Uterusmyographen erfunden, der wie die Cervixkappe direkt auf den Muttermund paßt. Im Rand der Kappe werden EMG-Sensoren befestigt, die Aufschluß geben über die Muskelaktivität des Uterus (ohne dabei das Verfahren anzuwenden, das Forscher in England entwickelt haben und das viel mehr angreift).[12]

Beverly Whipple und John Perry entdeckten mit Hilfe dieses Gerätes, daß zwei von den zwanzig Frauen, die sich für eines dieser Forschungsprojekte zur Verfügung gestellt hatten, in der Lage waren, entweder den PC-Muskel oder die tiefer gelegenen Uterusmuskeln *unabhängig voneinander* zu kontrahieren. Die anderen achtzehn Frauen benutzten immer beide Muskelgruppen gleichzeitig.

Die Möglichkeit von zwei voneinander unabhängigen inneren Muskelgruppen war faszinierend, denn dadurch ließ sich der unterschwellige Mechanismus verschiedener Arten des Orgasmus erklären sowie auch die Ejakulation bei der Frau. Van de Velde hatte das schon im Jahre 1926 klargestellt: »Die Frauen müssen lernen, ihre Muskeln *getrennt* ins Spiel zu bringen und sie entweder gleichzeitig oder nacheinander zu benutzen.«[13]

Wie schon zu Anfang dieses Kapitels erklärt wurde, sind die äußeren Beckenmuskeln für das Sexualverhalten auch von großer Bedeutung. Das ist klinisch erwiesen und wird außerdem in der Abhandlung von Ladas ›Frauen und die Bioenergetikanalyse‹ bestätigt.

Es gibt auch einen anthropologischen Beweis dafür. Malinowski hat auch ein anderes Schnurspiel beschrieben, das die Insulaner von Trobriand spielten und das illustriert, wie wichtig es ist, daß beide Partner ihr Becken frei bewegen. »Die Schnüre werden dann so gezogen, daß die Schlinge in der Mitte, die den Genitalbereich darstellt, sich schnell auf und ab, nach rechts und nach links bewegt. Das symbolisiert die charakteristische Bewegung beim Geschlechtsverkehr.«[14]

In ›Bewegung und Gefühle beim Sex‹ schreibt der Psychiater Alexander Lowen:

Gesunder Geschlechtsverkehr beinhaltet intensive Empfindungen und heftige aktive Bewegungen… Das gilt für die Frau ebenso wie für den Mann. Beim Koitus selbst verschmelzen Gefühle und Bewegungen so miteinander, daß der ganze Akt eine Einheit des emotionellen Ausdrucks ist.[15]

Die Bewegung hängt von den Muskeln ab. Die Fähigkeit, sich rhythmisch zu bewegen und sowohl für freiwillige als auch für unfreiwillige Bewegungen zu sorgen, hängt von der Stärke und Flexibilität der Muskeln ab. Es verhält sich genau wie beim PC-Muskel: wenn die äußeren Muskeln zu schlaff sind, können sie nicht funktionieren und verlieren ihre Empfindungsfähigkeit. Sind sie entweder chronisch oder aber durch die Lage bedingt zu stark angespannt, können sie sich nicht frei bewegen und büßen ebenfalls ihre Empfindlichkeit ein. Nach Lowen hängt das ›kinästhetische Vergnügen‹, das in der zweiten Phase des Geschlechtsakts noch wichtiger wird, ›von der Beweglichkeit des Beckens‹ ab. (Lowen hält den sinnlichen Kontakt mit dem ganzen Körper während der ersten Phase für sehr wichtig.)

Wenn das Becken nicht frei schwingen kann ›wie ein herunterhängendes Bein‹, kann das Tempo der Beckenbewegung nicht gesteigert werden, und die sexuelle Empfindlichkeit nimmt ab.

Die Beweglichkeit des Beckens kann auf verschiedene Arten blockiert werden. Chronische Anspannung kann ›das Becken nach unten mit den Oberschenkeln und nach oben mit den Lendenwirbeln regelrecht verschweißen‹. Dadurch wird der Mensch gezwungen, den ganzen Körper zugleich zu bewegen. Die Empfindungen werden geschmälert und die für die Stimulierung der inneren Geschlechtsorgane erforderlichen Bewegungen beschnitten. Das versuchen die Leute dann durch alle möglichen Dinge wieder wettzumachen. Manchmal spannen sie die Pomuskeln an und stoßen das Becken vor, anstatt die natürlichen Stöße zuzulassen. Manchmal ziehen sie auch das Becken vor, indem sie die Unterleibsmuskeln anspannen. Lowen ist der Ansicht, daß durch beide Methoden das Gefühl abgewürgt wird und eine richtige Entspannung nicht gegeben ist.

So ziemlich das gleiche kann geschehen, wenn die Muskeln schwach und schlaff werden oder infolge mangelnder Benutzung eine Atrophie eintritt. Hier verhält es sich ebenso wie beim PC-Muskel. Bei schwachen oder atrophierten Muskeln ist es schwierig, das Becken überhaupt zu bewegen, und lange genug gelingt es überhaupt nicht.

Die körperliche Beweglichkeit wird im allgemeinen eingeschränkt, wenn der obere Teil des Körpers vom unteren losgelöst ist. Dann kommt es nur noch zu unzusammenhängenden bruchstückhaften Bewegungen. Oft trennt dann der Mensch die Sexualität von zärtlichen Empfindungen, da die Muskeln nicht miteinander im Einklang sind und es nicht zu einer gefühlsmäßigen Integration kommt. Die Bioenergetik lehrt, daß das, was sich auf psychologischer Ebene abspielt, sich auch auf somatischer (körperlicher) Ebene tut.

Die Störungen, die bei *unfreiwilligen* Bewegungen entstehen, zu denen es, wenn alles gutgeht, auf dem Höhepunkt des Geschlechtsaktes kommt, verlaufen parallel zu den freiwilligen Bewegungen. Die Muskeln können ungehindert und unfreiwillig nicht anders funktionieren, als sie freiwillig funktionieren.

Dies ist eine kurze Zusammenfassung, die besagt, auf welche Weise der Tonus der äußeren Muskeln das Sexualverhalten von Frauen und Männern beeinflussen kann. Die Frauen, die den ersten von Alice und Harold Ladas in Umlauf gebrachten Fragebogen beantworteten, berichteten, daß sie mit Hilfe der Therapie verspannte Muskeln lockern und erschlaffte aufbauen konnten. 81 Prozent der weiblichen Therapeuten berichteten, daß sich nach der Therapie ihre Erfahrungen mit dem sexuellen Höhepunkt auf erstaunliche Weise besserten. Die große Bedeutung des Muskeltonus wird unterstrichen durch die Feststellung, daß bei 54 Prozent der Einsender nach Abschluß der Therapie das Becken beweglicher war. Bei 43 Prozent waren die gesteuerten Bemühungen nach der Therapie nicht mehr so nötig. Das führte wahrscheinlich zu einer wirksameren Stimulierung des G-Punktes sowie auch zu größerer Empfindsamkeit. Eine Einsenderin beschrieb ihre Erfahrungen wie folgt:

*Vor der Therapie war ich wie tot. Ich habe mich richtig in
diese Gefühle und Muskeln verbissen. Ich war ständig
verstopft gewesen und mußte feststellen, wie angespannt
und verkrampft alles in diesem Bereich war. Ich hatte
Angst und machte mir Sorgen. Doch dann hatte ich
Gefühle, wie ich sie noch nie empfunden hatte. Für mich
begann ein ausgefülltes Sexualleben mit Orgasmen –
einfach phantastisch.*

Eine andere Frau schilderte noch konkreter, wie wichtig kräftige Muskeln sind:
*Als ich mit dem bioenergetischen Training begann, konnte
ich mich mit den Beinen kaum auf einem Pferd halten.
Vier Jahre später, in denen ich nicht mehr geritten war, fiel
es mir ganz leicht, mit Hilfe der Beine oben zu bleiben.
Zuvor hatte ich keine Orgasmen gehabt. Nun komme ich
durch Stimulierung der Klitoris zum Orgasmus. Schließlich
gelangte ich beim Verkehr mit Stimulierung der Klitoris
auch zum vaginalen Orgasmus, ohne daß ich mich viel
bewegte. Jetzt braucht die Klitoris gar nicht mehr stimuliert
zu werden. Wenn ich ganz gelöst bin und nicht mehr an
mich halte, habe ich das Gefühl, dahinzuschmelzen. Es ist
ein physisches Gefühl, aber auch Liebe und spielt sich in
der Scheide ab. Eine Anspannung der Muskeln findet nicht
statt, und das Gefühl ist nicht das gleiche, wie wenn man
eine Steigerung, ein Ansteigen der Empfindungen bewirkt
oder zuläßt, so daß sie sich langsam aufbauen.*

Andere Frauen erzählten zum Beispiel: »Ich habe jetzt den Mut,
mehrere Male zu kommen und meinen Partner zu bitten, mich
darin zu unterstützen«. Oder: »Mein Herz und meine Genitalien sind jetzt enger miteinander verbunden.« Oder auch: »Jetzt
ist der ganze Körper beteiligt. Es ist ein viel intensiveres
Gefühl. Der Verstand ist ausgeschaltet und beeinträchtigt das
Vergnügen nicht mehr.«
    Feststellungen wie ›der Orgasmus erfaßt mich von oben bis
unten, von Kopf bis Fuß‹ zeigen, wie die körperliche Beweglichkeit das Gesamtbild verändert hat. Es kommt nicht nur darauf
an, die Beckenmuskeln zu entkrampfen und den Tonus zu

verbessern – *der ganze Körper muß mitarbeiten*. Das gilt auch für Anmerkungen, die sich auf die Verbindung zwischen Herz und Genitalien beziehen oder das Ausschalten der störenden Verstandeskomponente. Das geschieht, wenn die Muskeln im Hals und um den Hals herum sowie die Brust- und Schultermuskeln befreit sind.

Eine Therapeutin beschrieb die Verbindung, die zwischen der Befreiung der äußeren Beckenmuskulatur und anderen Haltungen besteht:

Zu Beginn wußten viele der Frauen nicht, wie sie sich durchsetzen sollten, und konnten sich durch die ständige Spannung im Becken auch nicht durchsetzen. Aber nach Abschluß der Therapie begannen sie zu berichten, daß sich ihr Sexualleben gebessert hätte. Sie kämen öfter zum Orgasmus und wären viel entspannter.

Wenn man mit Leuten zusammenarbeitet, denen man helfen möchte, verkrampfte Beckenmuskeln zu entspannen oder auch Muskeln anderer Körperpartien, so tauchen auch Probleme auf, die im Zusammenhang mit dem Training des PC-Muskels beschrieben wurden. Oft sind sie noch schwieriger zu handhaben. Die Angst vor dem Lustempfinden ist eine Tatsache. Eine Frau drückte es so aus: »Ich war zu Tode erschrocken – denn niemand hatte mir gesagt, daß es einem so ergeht, wenn man langsam auftaut und alle diese herrlichen Gefühle hat.« Eine andere sagte aus: »Mehr Vergnügen empfand ich vor der Therapie, weil ich von diesem Teil meines Körpers mehr losgelöst war. Als dann in der Therapie die Verbindung hergestellt wurde, stieg meine Angst, die Spannung nahm zu, und ich war zeitweilig frigide. Das waren jedoch vorübergehende Phasen.« Trotzdem können die Leute auch selbst eine Menge tun, um ihre äußeren Beckenmuskeln wie den PC-Muskel zu entwickeln, zu dehnen und zu trainieren. Das wirkt sich oft sehr vorteilhaft auf das Sexualleben aus. In vielen Kulturbereichen gehören auch Tänze wie Hula-Hula oder die orientalischen Bauchtänze dazu, die täglich praktiziert werden, so daß eine Kräftigung und Beherrschung der Beckenmuskeln garantiert ist. Bei uns kann daher auch das Tanzen zu Diskomusik schon eine Hilfe sein.

Bislang weiß noch niemand mit Sicherheit, ob das Training der äußeren Muskeln sich irgendwie auf den Zustand des PC-Muskels auswirkt. Wir nehmen es jedoch an. Und wir wissen eines: wenn die Beckenmuskeln stark und flexibel genug sind, um sich frei zu bewegen, wird der G-Punkt oder die Klitoris (oder auch beide) beim Verkehr viel eher stimuliert. Dies bestätigten die Untersuchungsergebnisse der zweiten eingehenden Prüfung durch das Ehepaar Ladas. Die Bioenergetikanalytiker und andere Therapeuten, die den Fragebogen beantwortet wieder einschickten, waren der Ansicht, daß die einzigen anderen vergleichsweise wichtigen Faktoren die Stellung beim Verkehr sowie die Stärke der gefühlsmäßigen Bindung an den Partner sind.

Viele der Frauen, die beim ersten Durchgang mitmachten, berichteten, daß sie zuerst nur durch klitorale Stimulierung zum Orgasmus gelangten, dann jedoch auch durch Eindringen in die Vagina, ohne daß auch noch die Klitoris stimuliert werden mußte.

Vor der Therapie habe ich den Sex sehr genossen und bin auch zum Orgasmus gekommen – doch nur über die Klitoris. Nach vier Jahren fing ich an, auch Vaginalorgasmen zu haben. Die Klitoris brauchte nicht mehr manuell stimuliert zu werden, wenn es auch während des Geschlechtsverkehrs zu einer Stimulierung der Klitoris kommen konnte. Der Orgasmus war die vollkommene Erfüllung, und ich hatte nicht das Gefühl, daß mir etwas entging.

Ich wollte mir nur nicht vorschreiben lassen, es gäbe jetzt keine Stimulierung der Klitoris mehr, denn zuweilen ist das sehr anregend und ich will es. Tatsache ist, daß ich jetzt keine Stimulierung der Klitoris mehr nötig habe, um zum Orgasmus zu kommen.

Die Aussage dieser Frau bestätigt, daß es verschiedene Arten des Orgasmus gibt und daß beim Geschlechtsverkehr auf Abwechslung Wert gelegt wird. Niemand will auf die eine Art zugunsten der anderen verzichten. Und damit kommen wir zum 5. Kapitel: ›Neue Einsichten im Hinblick auf den Orgasmus beim Menschen‹.

V
Neue Erkenntnisse im Hinblick auf den Orgasmus beim Menschen

Auf dem Gebiet der Sexualität trifft der Pluralismus den Kern des menschlichen Wesens. Indem wir uns die Mannigfaltigkeit zunutze machen, erweitern wir nicht nur die Möglichkeiten – wir stillen unsere Bedürfnisse auch besser. Wir machen uns die vielfältigen Wunder des Universums zunutze. Die Menschen sind so verschieden wie Schneeflocken. Jeder erlebt den Orgasmus auf seine Art.

Der Biochemiker Roger Williams hat gesagt: »Die Humanmedizin und Biologie muß größeren Wert auf Variabilität und Individualität legen.«[1] Kinseys Forscherteam erkannte das schon 1948. Da hieß es: »Jeglicher Aspekt allen Lebens auf Erden bedeutet ein Kontinuum. Ein ununterbrochener Zusammenhang besteht. Je eher wir das im Hinblick auf das Sexualverhalten des Menschen einsehen, desto eher werden wir die Realität des Sex begreifen.«[2]

Seitdem haben uns viele Sexualforscher durch ihre Arbeiten in unserem Verständnis des Kontinuums menschlichen Sexualverhaltens bestärkt. Wenn wir der Versuchung nicht erliegen, nach der richtigen, der normalen oder der gesunden Art zu suchen, können wir vielleicht noch vielen Menschen helfen, ihre ureigenen Erfahrungen mit noch viel größerem Vergnügen und größerer Befriedigung zu genießen.

Zumindest auf zwei Gebieten, nämlich bei der Diät und dem Sex, behaupten alle ›Experten‹, ihre Methode sei die einzig richtige, und erstaunlich viele Menschen schenken ihnen Glauben. In Wahrheit gibt es jedoch viele Arten, die Sexualität zu genießen – genauso wie es viele Arten gibt, abzunehmen oder gesünder zu leben.

Nachdem Kinsey auf die Klitoris als Hauptbrennpunkt des Sexualempfindens bei der Frau verwiesen hatte, konzentrierte man sich in der medizinischen Forschung und bei Laborversuchen auf die Entdeckung des einen universellen Mechanismus der Sexualität. Als Masters und Johnson im Jahre 1966 verkündeten, alle Orgasmen seien im Grunde genommen gleich, waren viele Menschen sehr erleichtert und machten sich eine noch dogmatischere Version als Masters und Johnson zueigen.

Es war nicht so einfach, sich Masters und Johnson und ihren Anhängern öffentlich zu widersetzen. Als daher John Perry und Beverly Whipple 1980 auf einer Tagung der American Association of Sex Educators, Counselors and Therapists (AASECT) einen Vortrag hielten, brachten sie ihre Theorie vom ›Kontinuum des Orgasmus‹ einigermaßen verzagt aufs Tapet. Ein paar Monate später sprach das Ehepaar Ladas auf der Tagung der Society for the Scientific Study of Sex (SSSS) im November 1980 ebenfalls vom Kontinuum des Sexualverhaltens. Darauf gründete sich dann unsere Zusammenarbeit. Die Forschungsergebnisse des Ehepaars Ladas stellte auch eine andere orthodoxe Auffassung in Frage – die gleichermaßen begrenzte Ansicht der Bioenergetiker, die der Auffassung waren, der Orgasmus müsse vaginal herabeigeführt werden, den ganzen Körper miteinschließen und zu einem, nicht aber zu mehreren Höhepunkten führen.

Zwei Faktoren waren zusammengekommen, die es den Sexualforschern unmöglich machten, einen objektiven Standpunkt einzunehmen. Die Psychotherapeuten sahen, wie die Frauen litten, denen man Schuldgefühle eingeredet hatte. Sie fühlten sich minderwertig oder hielten sich sogar für unmoralisch, weil sie bei der Stimulierung der Klitoris Lust empfanden. Die Feministinnen dagegen waren der Ansicht, wenn man das Hauptaugenmerk nicht mehr nur auf die Vagina richte, so sei das ein weiterer Schritt zur Befreiung der Frauen von der übermäßigen Abhängigkeit vom Mann. Beide Auffassungen hatten durchaus ihre Berechtigung, und doch wurden sie zum Stolperstein für Sexualforscher, die hofften, die Wahrheit über das Sexualverhalten der Frau herauszufinden.

Wir ziehen es inzwischen vor, Kinseys Rat zu folgen und die Erfahrung des Orgasmus als Teil mehrerer verschiedener Kontinuen anzusehen. Dazu gehört die Stelle, die Reaktionen auslöst – bei den Frauen der Gräfenberg-Punkt oder die Klitoris, bei den Männern der Penis oder die Prostata (und vielleicht bei beiden auch noch andere Stellen). Weiter geht es um die Art der Reaktion, die auf diese Stimulierung hin erfolgt. Spielt sich physiologisch gesehen immer das gleiche ab, oder gibt es da Unterschiede? Kommt es zu einem Höhepunkt oder einer ganzen Reihe von Höhepunkten? Konzentriert sich die Reaktion ausschließlich auf die Genitalien, oder teilt sie sich dem ganzen Körper mit? Ein weiteres Kontinuum hängt mit den Gefühlen zusammen, die das Erlebnis begleiten. Sie können die ganze Gefühlsskala von Haß zu Zorn, Schmerz und Widerwillen, Liebe und Ekstase durchlaufen. Bei einem anderen Kontinuum geht es um die Person oder das Objekt, mit dem man sich sexuell einläßt. Die Skala reicht hier von Autoerotismus bis zu Gegenständen und Tieren und endet schließlich bei gleichgeschlechtlichen Partnern oder bei Partnern des anderen Geschlechts.

Unter besonderen Umständen kann es zum Verkehr mit einer Person oder vielen verschiedenen kommen, mit Menschen unterschiedlichen Alters, Körperbaus oder der unterschiedlichsten physischen Merkmale. Bei einem anderen Kontinuum geht es um Sinn und Zweck des Sexualverhaltens. Findet der Sex beiläufig statt, ist er erholsam und entspannend oder Ausdruck der Hingabe und Überantwortung? Es gibt auch noch andere Kontinuen. Sie alle sind äußerst wichtige Dimensionen der menschlichen Sexualität, wir wollen uns jedoch in diesem Buch nur mit dreien befassen: Was löst die Reaktion aus, wie wirkt sich die Reaktion aus, und inwieweit ist der Körper betroffen?

Im zweiten Kapitel haben wir vom G-Punkt und der Tatsache gesprochen, daß die meisten Frauen berichten, die Stimulierung des G-Punktes erzeuge ganz andere Gefühle als die Stimulierung der Klitoris. Vor dem Auffinden und der Benennung des G-Punktes war es schwierig, über die vaginale Stimulierung zu sprechen, ohne daß dies vage oder sogar mystisch klang.

Eine Frau, die zur Sexualtherapie erschien, schildert dieses Problem sehr deutlich:

Susan, der Tochter eines Geistlichen, war es immer sehr schwergefallen, über ihre Genitalien zu sprechen, ohne in Verlegenheit zu geraten. Als die Therapeutin ihr den neuentdeckten G-Punkt beschrieb, lächelte sie. »Das ist ja hochinteressant«, sagte sie. »Wissen Sie, dieses Problem haben wir seit neunundzwanzig Jahren. Aber ich habe es nie gewagt, auch nur daran zu tippen. Charles führt seinen Penis am liebsten ganz tief in mich ein, aber ich habe es ehrlich gesagt am liebsten, wenn er nur etwa 10 cm tief drin ist.«

Sie zog es natürlich vor, daß die Eichel des Penis den G-Punkt stimulierte. Ihr Mann, der davon keine Ahnung hatte, drang jedesmal tief ein. Die Therapeutin brachte das Problem auf folgenden Nenner: Susan hatte neunundzwanzig Jahre lang bei jedem Stoß einen Rückzieher von etwa 5 cm gemacht. Als das Ehepaar von dem G-Punkt erfuhr, konnte es sich endlich so verhalten und solche Stellungen einnehmen, daß der ungezügelten Lust nichts mehr im Wege stand.

Wir haben schon davon berichtet, daß die Behauptung von Masters und Johnson von der Zentralisation der klitoralen Stimulierung durch populärwissenschaftliche Schriften schließlich zur ›Schlußfolgerung‹ wurde. In Wahrheit hatten Masters und Johnson Kinseys Schlußfolgerung einfach hingenommen, ohne ihr auf den Grund zu gehen. Erst bei der Jahrestagung der AASECT im Jahre 1981 sprach William Masters noch von seiner Überzeugung, zu jedem Orgasmus gehöre direkt oder indirekt die Stimulierung der Klitoris.

Wir teilen diese Auffassung nicht. Wir haben angefangen, Berichte von Frauen unter die Lupe zu nehmen, die den Perineumsabschnitt zur zusätzlichen sexuellen Stimulierung hinzuziehen, wodurch es zum Orgasmus kommen kann. Obgleich sowohl das Perineum als auch die Klitoris mit dem Pudendusnerv verbunden sind, können die meisten Frauen klar und deutlich zwischen der Stimulierung beider unterscheiden. Wie auch beim G-Punkt muß zu Anfang oft mehrere Minuten lang stimuliert werden, bevor die geistige Auslegung eindeutig positiv ist. Wie die ›Blasen-Signal‹-Reaktion auf die Berührung des G-Punktes, so verbinden die meisten Frauen mit dem

139

Perineum nichts Sexuelles. Diese Einstellung muß erst überwunden werden, damit sie dort wirkliche sexuelle Lustgefühle verspüren. (Da die Stimulierung des Perineums für manche Frauen ein wichtiges sexuelles Erlebnis ist, sollten es sich die Ärzte gut überlegen, ob sie einen Dammschnitt machen, damit der Kopf des Babys im Endstadium der Geburt leichter austreten kann.)

Eine weitere interessante Variante der Theorie, die nur für die Stimulierung der Klitoris eintritt, ist die Auffassung, die in *A New View of a Woman's Body* zum Ausdruck kommt. Die Autoren ärgerten sich über die übliche Beschreibung der Klitoris als winziges Knöpfchen ein Stückchen vom Scheideneingang entfernt und erfanden ein neues Vokabular, wobei die verschiedenen angrenzenden Teile – bis dahin nur unter medizinischen Fachausdrücken bekannt – im weitesten und umfassendsten Sinne als zu der ›ganzen‹ Klitoris gehörig beschrieben werden. Wie gesagt, wurde das Gebiet, das wir den G-Punkt nennen, zum ›Urethralschwamm der Klitoris‹. Es ist noch nicht sicher, ob diese ›neue‹ Auffassung der Klitoris in Medizinerkreisen von Einfluß sein wird, aber auf jeden Fall geht sie weit über das winzige Organ hinaus, das Kinsey und seine Mitarbeiter mit Geräten berührten, die Ohrenstäbchen ähnlich waren.

Selbst in ihrer traditionellen begrenzten Formulierung ist die Klitoris viel komplizierter, als es den meisten Sexualforschern bewußt war. Ein Blick auf irgendeinen beliebigen Standard-Anatomietext zeigt, daß zusätzlich zu der Hauptnervenverbindung der Spitze oder Eichel (glans) der Klitoris mit dem Pudendusnerv vermutlich auch der Schaft und seine Ansatzstellen mit dem Beckennerv tiefer im Innern des Körpers verbunden sind. Diese von Sexualforschern oft übersehene Tatsache ist von großer Tragweite und erklärt, warum die Frauen so unglaublich verschieden reagieren.

In den meisten medizinischen Büchern wird der Penis viel genauer beschrieben als die Klitoris. Ihm wird viel größere Bedeutung beigemessen, die Qualität der Beschreibung läßt jedoch ebensosehr zu wünschen übrig. Noch hat kaum jemand den Versuch gemacht, die Art der Stimulierung des Mannes über die ›Empfindlichkeit‹ der Eichel des Penis hinaus zu erklären. Allenfalls war noch von der Unterseite des Schaftes die Rede. Zumindest in wissenschaftlichen Werken wird die sexuelle Reizbarkeit der männlichen Prostata fast nie erwähnt. Der vorgenannten Erklärung zufolge müßten wir dieses Organ eigentlich in ›Urethralschwamm des Penis‹ umbenennen, um die wichtige Tatsache nicht außer acht zu lassen, daß die Prostata genau an der Basis des Penisschaftes liegt. Dies gerät oft in Vergessenheit – außer wenn die Vorsteherdrüse gereizt oder entzündet ist und medizinisch behandelt werden muß. Bei der pornographischen Literatur verhält es sich dagegen ganz anders. Da wird die Empfindlichkeit der männlichen Prostata oft mit Ausdrücken beschrieben, die an den G-Punkt erinnern. Die Ähnlichkeit der Empfindungen bei Stimulierung der Prostata und des G-Punktes ist ganz erstaunlich. Wir wissen das aus den Berichten der Frauen, die ihren G-Punkt entdeckt haben. Beide scheinen sich allmählich aus dem gleichen Gewebe entwickelt zu haben.

Der Hinweis darauf, daß die Reizbarkeit der Prostata beim Sexualverhalten des Mannes eine wichtige Rolle spielt, mag vielen Lesern merkwürdig erscheinen. In der Tat haben viele Männer im Zusammenhang mit ihrer Prostata nur negative Erinnerungen, die manchmal von der unerfreulichen Erfahrung einer Rektaluntersuchung durch den Arzt herrühren. Aus diesem Grund und weil wir mit dem Anus und Exkrementen nur Negatives in Verbindung bringen, haben die Männer der westlichen Welt die Prostata nie als Teil ihres Sexualapparates gelten lassen, obwohl die Männer häufig infolge einer Prostataoperation über sexuelles Versagen klagen (auch der G-Punkt wird bei einem operativen Eingriff oft geschädigt).

Ein Psychologe hat folgende Erfahrung gemacht:
Wenn er hörte, wie Frauen über ihre Erfahrungen mit der Stimulierung des G-Punktes berichteten, war er ganz verwirrt, weil sie immer darauf beharrten, daß dies eine Stelle sei, deren Berührung sich entschieden besser anfühlte als die Berührung der übrigen oberen Vaginalwand.

»Haben Sie denn nie Ihre Prostata untersuchen lassen?« fragte ihn eine Krankenschwester.

»Nein«, gestand er ihr. Da wies sie ihn an, sich hinzulegen, und führte ihren eingefetteten Finger ein. »Oooh!«

141

schrie er, als sie seine noch jungfräuliche Prostata sogleich fand.

Er beschrieb seine Empfindungen als stechenden Schmerz und war davon überzeugt, ein langer Fingernagel hätte seine Prostata durchstoßen. Er verlangte den Finger der Krankenschwester zu sehen und war ganz erschrocken, als er sah, daß sie überhaupt kaum Fingernägel hatte.

Wie konnte ich mich nur so irren, fragte er sich. Doch als Psychologe wußte er die Antwort: Körperliche Empfindungen oder genauer gesagt ihre Auslegung durch das menschliche Gehirn sind immer ›angelernt‹. Er bat die Schwester, den Vorgang zu wiederholen. Diesmal reagierte er ganz anders. Er empfand keinen stechenden Schmerz, nicht einmal einen dumpfen Schmerz. Obwohl ihm der Gedanke, daß jemand mit dem Finger in seinem Anus herumstocherte, immer noch nicht geheuer war, mußte er zugeben, daß es sich gut anfühlte. In der Tat fühlte er sich schon sehr bald phantastisch.

Später sprach er über das, was ihn diese Erfahrung gelehrt hatte. Bei Berührung seiner Prostata war er in der Lage, die mit einer vertrauten sexuellen Erfahrung, der Ejakulation, verbundenen Empfindungen abzusondern. Er stellte fest, daß ihm die Prostata schon immer als ›Basis des Penis‹ vertraut gewesen war und während eines Orgasmus mit Ejakulation immer pochte und zuckte.

Seine Beobachtungen haben uns veranlaßt, die Rolle der Prostata beim männlichen Sexualverhalten zu untersuchen. Sie waren für uns auch ein weiterer Beweis für die Tatsache, daß sich Männer und Frauen ähnlicher sind, als man bisher gemeinhin annahm.

Nachdem John Perry und Beverly Whipple die Rolle der Prostata bei der Sexualität des Mannes vor Wissenschaftlern immer wieder betont hatten, gab eine ganze Reihe von Homosexuellen zu, die Autoren hätten ›den Nagel auf den Kopf getroffen‹. Obwohl in der Öffentlichkeit selten darüber gesprochen wird, steht doch fest, daß das Hauptverdienst der ›Empfänger‹-Rolle beim männlichen Analverkehr die direkte Stimulierung der Prostata des Empfangenden durch den Penis ist.

Seltsamerweise gibt es auch hier eine Parallele zwischen Männern und Frauen. Die gleiche ›Hündchen-Stellung‹, von der Elaine Morgan spricht, die den Kontakt des Penis mit der Ventralwand der Vagina (also dem G-Punkt) erleichtert, begünstigt auch den Kontakt mit der Prostata des Mannes. In der Tat ist einer der Gründe dafür, daß manche Männer homosexuelle Beziehungen genießen, darin zu suchen, daß es dabei häufiger zur Stimulierung der Prostata kommt als bei heterosexuellen Partnerschaften. (Es ist eine interessante Parallele, daß ursprünglich eine lesbische Kommune in Miami großen Einfluß auf die Untersuchungen von John Perry und Beverly Whipple in Hinblick auf die Ejakulation der Frau und die Lage des G-Punktes hatte.)

Die von John Perry und Beverly Whipple im Jahre 1980 veröffentlichten Forschungsergebnisse waren einzigartig, weil sie mehr als eine Stelle in der Vagina nannten, wo es zum Orgasmus kommen kann. Bis dahin hatte die Forschung zum Beispiel bei Masters und Johnson zum Ziel, die ›wesentlichen‹ Aspekte herauszufinden, die alle sexuellen Orgasmen beinhalteten. Bei dem Versuch, diese Gemeinsamkeiten herauszustellen, übersahen sie natürlich vieles, was nicht in dieses Schema paßte. Sie verwarfen viele Informationen, die sich nicht mit ihrer anfänglichen Auffassung deckten. (So ließen sie sich zum Beispiel die Gelegenheit entgehen, Frauen zu untersuchen, die masturbierten, ohne ihre Klitoris zu berühren.[3]) Dadurch stießen sie genau auf das, wonach sie gesucht hatten: das, was alle von ihnen untersuchten Frauen gemeinsam hatten und was in ihr Schema paßte. Sie konnten jedoch nicht verallgemeinern und von diesem Ergebnis auf den Rest der Frauen schließen, da sie ja befangen und voreingenommen gewesen waren.

Die meisten Menschen, die Masters' und Johnsons Schriften lasen, begingen den Fehler, ihre Forschungsergebnisse so auszulegen, als hätten Masters und Johnson ›entdeckt‹ oder gar ›bewiesen‹, daß ›alle Orgasmen gleich‹ sind.[4] In Wirklichkeit war jedoch das Einheitliche am Orgasmus keine ›Feststellung‹, sondern eine bloße ›Vermutung‹.

Seit dem Erscheinen des Kinsey-Reports haben Männer und Frauen begonnen, im Einklang mit den offiziellen Informationen zu agieren, was auch schnell Eingang in die Populärliteratur fand. Ironischerweise übte die Doktrin, daß alle Orgasmen gleich sind und von klitoraler Stimulierung herrühren, auf gebildetere Leute, die viel leichter Zugang zu schriftlichen Informationen hatten, einen viel größeren Einfluß aus.

Irving Singer, Philosophieprofessor am MIT, stellte fest, daß Kinsey zwischen zwei gegensätzlichen ›Sittenlehren‹ unterschied.[5] Kinsey beschrieb ein Schema des »verlängerten Vorspiels, der Stimulierung vor dem Koitus, eine beträchtliche Vielfalt von Techniken, ein Maximum an Stimulierung vor der geschlechtlichen Vereinigung, ein langes Festhalten an der Vereinigung und schließlich den Orgasmus, der bei Mann und Frau gleichzeitig stattfindet.«[6] Mit Ausnahme des letzten Elementes ist dies auch das von Masters und Johnson in ihrer Sexualtherapie geförderte Ideal.

Im Gegensatz dazu gibt es auch noch eine andere ›Methode‹ – nämlich den einfachen direkten Geschlechtsakt. Diese Alternative wird vom angloamerikanischen Gesetz gebilligt und gutgeheißen. Viele mokieren sich über dieses Schnellverfahren, doch von der Arbeiterklasse und den weniger gebildeten Volksschichten wird es weitgehend praktiziert. Singer wies darauf hin, daß Menschen, die diese Art von Sex bevorzugen, systematisch aus dem von Masters und Johnson getesteten Personenkreis ausgeschlossen wurden, der zumeist aus Frauen mit Collegebildung bestand. Die so unterschiedlichen Reaktionen auf die Stimulierung des G-Punktes, über die uns in zahlreichen Briefen berichtet wurde, sind wohl in der unterschiedlichen Herkunft der Frauen begründet, die uns schrieben.

Es meldeten sich jedoch auch Intellektuelle zu Wort, die den ›ganz einfachen direkten Geschlechtsakt‹ bevorzugten. Auf die von Masters und Johnson veröffentlichten Erkenntnisse folgte ein zehn Jahre währendes Schweigen. Dann begannen sie sich zu behaupten und durchzusetzen. Sie protestierten und erklärten, daß sie entgegen der offiziellen Theorie den Sex ganz anders erlebten. Eine Psychologin schrieb zum Beispiel: »In der Fachliteratur wurden oft Behauptungen aufgestellt, die im Widerspruch zu meiner eigenen Erfahrung stehen. Erklärungen zum besseren Verständnis wurden nicht geliefert.« Die Frau war die Tochter eines Anthropologen, der sexuelle Sitten und

Riten miteinander verglich. Die Heranwachsende freute sich auf den koitusorientierten Sex, der für viele andere Kulturkreise typisch ist. Erst Jahre später lernte sie ihre Klitoris unmittelbar zu manipulieren. Das tut sie manchmal, doch zieht sie den gänzlich anderen Orgasmus beim Geschlechtsverkehr vor.

Frauen, die behaupten, daß alle Orgasmen gleich sind, sagen wahrscheinlich die Wahrheit (1), was sie selbst betrifft, befinden sich aber im Irrtum (2), was die Menschheit im allgemeinen anbelangt. Nur Frauen, die in der Lage sind, zwei verschiedene Arten des Orgasmus zu erleben, können dazu beitragen, diese Frage zu klären. Glücklicherweise melden sich diese Frauen jetzt langsam zu Wort. So schrieb uns eine Frau:
Ich erreiche den Höhepunkt unbedingt auf zwei ganz unterschiedliche Arten. Entweder durch direkte Stimulierung der Klitoris und des umliegenden Bereiches. Dabei erreiche ich den Höhepunkt sehr schnell, der Orgasmus ist jedoch nicht so intensiv und anhaltend. Den anderen Höhepunkt erreiche ich beim Geschlechtsverkehr. Ich nenne ihn den ›inneren Höhepunkt‹. Am besten erreiche ich diesen Höhepunkt, wenn ich unten liege und der Mann oben ist. Es gibt auch noch eine andere Stellung, bei der ich diesen inneren Höhepunkt sehr schnell erreiche: wenn der Mann auf einem Stuhl sitzt und ich auf ihm, so daß wir uns ansehen.

Andere Frauen werden feststellen, daß sie auf diese Art leichter zum Orgasmus gelangen, wenn sie oben sind – vielleicht auch nur dann. Eine Frau schrieb: »Mir hat der Sex immer viel mehr Spaß gemacht, wenn ich oben war, weil es dann so viel leichter (und schöner!) war, zum Orgasmus zu kommen.«

Eine andere Frau schrieb:
Seit langem erlebe ich zwei verschiedene Arten des Orgasmus. Den Unterschied kenne ich, seit ich einen Vibrator benutze. Durch ihn komme ich zum klitoralen Orgasmus. Zuvor empfand ich immer Vergnügen und Befriedigung beim Liebesakt, doch ich habe mich immer gefragt, ob es da nicht noch etwas gibt. Seit ich entdeckt habe, daß ich zwei ganz verschiedene, aber gleichermaßen lustvolle Arten des Orgasmus haben kann, hat sich meine

ganze Einstellung zu meiner Sexualität gebessert. Sie sollten Ihre Forschungsarbeit fortsetzen zum Nutzen derjenigen, die ihre Möglichkeiten noch nicht voll ausschöpfen oder die Ihnen wie ich zu Dank verpflichtet sind, weil Sie offiziell anerkennen, was ich schon lange gewußt habe.

Das scheint ein zweischneidiges Schwert zu sein. Seltsamerweise waren wir eher geneigt, den Berichten von Frauen Glauben zu schenken, die behaupteten, zwei Arten des Orgasmus zu erleben, weil in unserem Labor der Beweis erbracht wurde, der ihre Ansichten bestätigte.

Der verstorbene humanistische Psychologe und Doktor der Philosophie Abraham Maslow beklagte, daß am laufenden Band Theorien in die Welt gesetzt würden, die auf der Untersuchung ›kranker Menschen‹, d. h. geisteskranker Patienten beruhten. Er setzte sich dafür ein, daß die Theoretiker statt dessen mit den am meisten selbstmotivierten Menschen zusammenarbeiteten, bei denen die Selbsterkenntnis akzeptabel war, die sich ›selbst verwirklichten‹, wie er es nannte, oder die sich zumindest darum bemühten. Im Jahre 1978 beschloß John Perry, bei der Sexualforschung nach einer ähnlichen Strategie vorzugehen, als er versuchte, die Muskelkontraktionswerte von Masters und Johnson mit Testpersonen zu wiederholen. Er fragte männliche Collegestudenten, wer in ihren Augen die aufregendsten weiblichen Wesen auf dem Universitätsgelände seien. Mehrere Namen tauchten immer wieder auf. Also bat er die ›Siegerinnen‹, die gar nichts davon wußten, sich gegen Bezahlung als Versuchspersonen zur Verfügung zu stellen. Eine Studentin erklärte sich damit einverstanden.

Bei einem schriftlichen Test, bei dem es um die Sexualwünsche ging, schnitt sie allerbestens ab. Es erwies sich auch, daß sie ihren sehr kräftigen PC-Muskel ausgezeichnet beherrschte. Beim Masturbieren steigerte sich die Spannung ihres PC-Muskels zunächst wie erwartet ganz normal. Aber als ihre Erregung zunahm, stellte der PC-Muskel seine Tätigkeit plötzlich ein. Die Labortechniker nahmen an, daß die Versuchsperson eine Pause machen wollte – bis das Signallämpchen aufleuchtete und verkündete, daß die Frau einen Orgasmus hatte.

Als wir uns später mit ihr unterhielten, versicherte sie uns, sie wüßte, was ein Orgasmus sei, und sie hätte einen völlig normalen Orgasmus gehabt. Irrte sie sich, log sie, oder hatte sie eine andere Art des Orgasmus gehabt, wie ihn Masters und Johnson beschrieben und den sie ›normal‹ genannt hatten? Schließlich war sie nicht ausgewählt worden, weil sie normal, sondern weil sie ›supernormal‹ war.

John Perry war wie vor den Kopf geschlagen. Er kannte die Theorie Singers, der von ›drei Arten des Orgasmus‹ sprach – dem ›Vulvaorgasmus‹, der dem Einheitstyp von Masters und Johnson entspricht, dem ›Uterinorgasmus‹, der durch Stöße gegen den Gebärmutterhals zustande kommt, und dem ›gemischten‹, bei dem Elemente der beiden vorgenannten Arten ins Spiel kommen. Aber wie auch andere Forscher seiner Zeit wollte er niemandem Glauben schenken, der Masters und Johnson kritisierte. Erst im Jahre 1979 schloß er sich der Meinung Beverly Whipples im Hinblick auf eine Abhandlung über die ›weibliche Ejakulation‹ an. Da erschienen auch andere Arten des Orgasmus möglich.

Die meisten Frauen, die eine Ejakulation haben, geben an, daß sich solche Orgasmen grundlegend von denen unterscheiden, die durch Stimulieren der Klitoris zustande kommen. Selbstverständlich gibt es eine große Vielfalt von Reaktionen bei den Frauen mit Ejakulation. Eine verschwindend kleine Zahl, vielleicht 10 Prozent, behaupten, daß sie nur auf die orale Stimulierung ihrer Klitoris hin eine Ejakulation haben. (Für gewöhnlich wurde ihnen zum erstenmal klar, daß sie eine Ejakulation gehabt hatten, weil das Gesicht des Partners dem Ausfluß aus der Urethra so nahe gewesen war.)

Eine größere Anzahl von Frauen berichtet, nur beim außergewöhnlich leidenschaftlichen Liebesakt eine Ejakulation zu haben. Wenn sie auch selten direkt von der Quelle der Ejakulation berichten, so decken sich ihre Erfahrungen doch mit der Theorie Singers von den ›Uterin-‹ oder tieferen Orgasmen, die durch ›Stöße gegen den Gebärmutterhals‹ ausgelöst werden.

Die größte Hilfe bei der Erstellung einer neuen Theorie der vaginalen Reizempfindlichkeit waren die Lesbierinnen und normalen Frauen, die berichteten, daß sie für gewöhnlich oder ausschließlich dann eine Ejakulation haben, wenn ihr G-Punkt von den Fingern ihrer Partner direkt stimuliert wird. Diese Frauen bewirkten nicht nur ursprünglich, daß unsere Aufmerksamkeit auf den ›Spot‹ selbst als Zentrum sexueller Erregbarkeit im Gegensatz zur Klitoris gelenkt wurde – sie lieferten auch erstmalig den Beweis dafür, daß der ›Spot‹ anschwillt, je länger er sexuell stimuliert wird. Schließlich berichteten diese Frauen auch, daß sich die Vagina im Augenblick des Orgasmus mit Ejakulation erstaunlich verändere.

Zwei Phänomene wurden immer wieder beobachtet. Zunächst einmal kommt es zu keiner ›orgastischen Plattform‹ oder Verengung des Scheideneingangs, was für den von Masters und Johnson beschriebenen Orgasmus charakteristisch ist. Diese Frauen berichteten, daß sich die Vaginalmuskulatur entspannt, statt sich zusammenzuziehen, und daß sich der Scheideneingang öffnet. (Es ist möglich, daß es zu einer orgastischen Plattform kommt – zumindest in dem Sinne, daß das Gewebe am Scheideneingang anschwillt, daß sich aber die Entspannung des PC-Muskels und die Dehnung des Einganges so stark auswirken, daß dieses Anschwellen dadurch aufgehoben oder aber kaum mehr bemerkt wird.)

Das zweite Phänomen ist noch viel aufschlußreicher. Es ist das völlige Ausbleiben eines ›Tenting-Effekts‹, wie ihn Masters und Johnson beschreiben. Zu diesem kommt es beim Orgasmus durch Stimulieren der Klitoris, wenn sich das Innere der Vagina durch das Hochziehen des Uterus in den Unterleib aufbläht. Manchmal wird der PC-Muskel bei dieser Art des Orgasmus außerordentlich angespannt, während sich das Innere der Vagina so dehnt, daß der Kontakt mit dem Penis nicht mehr gegeben ist. (Auch hier fühlt das ein sich vortastender Finger viel besser.) Obwohl Masters und Johnson dieses Phänomen den ›Tenting-Effekt‹ nannten, beschrieben sie damit in Wirklichkeit etwas, das einem auf den Kopf gestellten Zelt ähnelt.

Beim Orgasmus mit Ejakulation kommt es oft zur entgegengesetzten Reaktion. Der Uterus zieht sich nicht hoch und vergrößert damit das Innere der Vagina, sondern er scheint nach unten zu drücken und damit den oberen Teil der Vagina zusammenzupressen und zu verkleinern. Viele Frauen, die eine Ejakulation haben, beschreiben etwas wie das Valsalva-Manöver, den Druck nach unten wie beim Entleeren des Darms. John Perry und Beverly Whipple prägten den Ausdruck ›A-Frame-Effekt‹ zur Unterscheidung von dem umgekehrten ›Tenting-Effekt‹, um den Unterschied klar herauszustellen. Viele Frauen mit Ejakulationen berichten, daß die Hand, die den G-Punkt stimuliert, durch diesen Druck der inneren Organe nach unten oft aus der Vagina geschoben wird. Uns ist auch zu Ohren gekommen, daß der Penis manchmal bei solchen Orgasmen aus der Vagina herausgestoßen wird. Ein Mann berichtete, er hätte diese Reaktion am eigenen Leibe erlebt und sich nicht nur ausgestoßen gefühlt, er wäre ausgesprochen niedergeschlagen gewesen. »Es war schrecklich, ausgerechnet in dem Augenblick, in dem sie einen Orgasmus hatte, sozusagen draußen in der Kälte zu sein, und für sie war das auch nicht leicht. Zuerst dachte ich, mein Penis sei zu klein. Aber dann begriff ich, was für ein Genuß es war, ihre Lustgefühle nachzuempfinden.«

Den A-Frame-Effekt gibt es jedoch nicht nur bei Orgasmen mit Ejakulation. Eine Frau, die durch Masturbieren zum Orgasmus kommt und keine Ejakulationen hat, beschreibt die beiden durch das Masturbieren erzeugten Orgasmusarten so: *Ich besitze zwei Vibratoren. Den einen benutze ich für die eine Art des Orgasmus, den anderen für die zweite Art. Wenn ich einen ganz normalen ›klitoralen‹ Orgasmus haben möchte, stimuliere ich meine Klitoris und Schamlippen mit einem großen elektrischen Modell, das richtig summt. Aber manchmal möchte ich einen anderen Orgasmus. Dafür habe ich einen kleinen, länglichen Vibrator von ca. 10 cm Länge, der ganz in meine Vagina paßt. Der kitzelt meinen G-Punkt, und wenn ich auf diese Weise einen Orgasmus habe, wird mein kleiner Vibrator hinausbefördert wie ein Geschoß!*

Als wir Stück um Stück die Beweise dafür zusammentrugen, die besagten, daß es vermutlich nicht nur eine Art des Orgasmus gibt, mußten wir mehrere Datenblöcke berücksichtigen. Da waren zunächst einmal die subjektiven Berichte vieler Frauen und Männer, die versicherten, mindestens zwei verschiedene ›Arten‹ des Orgasmus erlebt zu haben. Viele behaupteten, bei diesen beiden Arten würden verschiedene Stel-

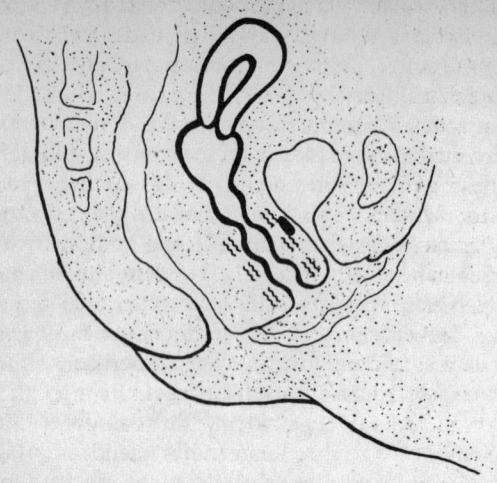

Umgekehrter Tenting-Effekt wie von Masters und Johnson beschrieben.

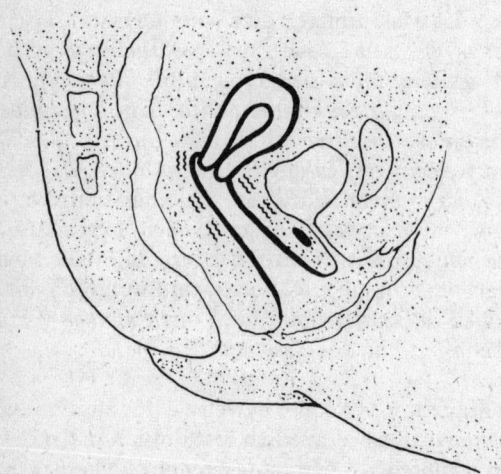

A-Frame-Effekt wie von John Perry und Beverly Whipple beschrieben.

Illustration 6

len der Genitalien stimuliert. Außerdem zeigten die von uns selbst durchgeführten Untersuchungen, daß manche Frauen zu einem für sie befriedigenden Orgasmus gelangten (wie sie uns selbst versicherten) ohne die charakteristischen Kontraktionen der orgastischen Ebene. Drittens wurden wir mit der unbestreitbaren weiblichen Ejakulation konfrontiert – insbesondere als Reaktion auf das Stimulieren des G-Punktes. Bei Durchsicht anatomischer Lehrbücher zeigt sich, daß es keine Nervenverbindung zwischen dem G-Punkt und dem Pudendusnerv oder zwischen dem Pudendusnerv und dem Uterus oder anderen inneren Organen gibt. Da der G-Punkt mit der Wirbelsäule durch den Beckennerv verbunden ist, der auch die Blase und den Uterus versorgt, sind wir zu dem Schluß gekommen, daß dies der Weg sein muß, der bei dem Orgasmus mit Ejakulation und anderen ›inneren‹ Orgasmen eine Rolle spielt.

Wir richteten unser Augenmerk auf den Beckennerv und erhielten dadurch auch Antwort auf andere Fragen. Der Beckennerv ist einer der komplexesten Nerven des menschlichen Körpers, und ein Hauptast, der Plexus hypogastricus, erstreckt sich von den inneren Organen nach oben bis zum Mittelstück der Wirbelsäule. Der Verlauf des Plexus hypogastricus gibt Anlaß zu der Vermutung, daß eine Verbindung zwischen der Aktivität des Beckenmuskels und der Apnoe (Atemlähmung) besteht, die Josephine und Irving Singer als typisches Merkmal der ›Uterin‹-Orgasmen bezeichnen.

Die Tätigkeit des Beckennervs erklärt auch die sexuelle Betätigung von Menschen, die eine Verletzung im unteren Teil der Wirbelsäule erlitten haben. Wenn nur der Pudendusnerv die sexuellen Sensationen weiterleitete, müßten wir doch annehmen, daß diese Menschen sexuell nichts mehr empfinden. Doch das ist nicht der Fall. Der Plexus hypogastricus ist möglicherweise ihr Sexualleitnerv. Eine Graduierte Anfang Dreißig schrieb:

Aufgrund einer Wirbelsäulenverletzung bin ich von der Brust an nach unten gelähmt (Paraplegie). Die Entdeckung des Gräfenberg-Punktes ist für mich besonders wichtig, denn dadurch lassen sich meine Orgasmen erklären. Die Ärzte haben mir immer gesagt, ich könne keinen ›normalen‹ Orgasmus erleben.

151

Die große Bedeutung, die beim Sexualleben sowohl dem Bekken als auch dem Pudendusnerv zukommt, haben weltweit auch andere Forscher unabhängig voneinander bestätigt.[8]

John Perry und Beverly Whipple haben als Ergänzung zum Vaginalmyographen (Kapitel 4) den Uterinmyographen erfunden, mit dessen Hilfe gleichzeitig die Kontraktionen des PC-Muskels und der Uterusmuskeln gemessen werden können. Im Gegensatz zu der einzigen inneren Elektrode, die bisher zur Anwendung gekommen war und mit der man die Richtung der Muskelsignale nicht bestimmen konnte, wurden nach der neuen Methode insgesamt sechs EMG-Elektroden in der Vagina plaziert. Drei mit dem Vaginalmyographen verbundene wurden unmittelbar über der orgastischen Plattform oder dem PC-Muskel angebracht. Drei zusätzliche Elektroden wurden durch die Saugwirkung des Uterinmyographen am Gebärmutterhals selbst befestigt bzw. angedrückt. Eine einzige Elektrode würde gleichermaßen Muskelsignale vom Scheideneingang wie auch vom tiefsten innersten Punkt der Vagina anzeigen, doch über die genaue Herkunft wäre nichts bekannt. Es ist, als hörte man eine Stereoaufnahme mit Monokopfhörern. Man würde alle Töne hören, könnte sie jedoch nicht lokalisieren.

Versuche mit dieser Kombination von sechs Sensoren zeigten vielversprechende Ergebnisse. Bei einem Experiment führte das Stimulieren der Spitze der Klitoris mit einem Vibrator zu einer doppelt so starken Aktivität im PC-Muskel den Uterusmuskeln gegenüber. Hingegen war bei langsamerer manueller Stimulierung der Klitoris genau das Gegenteil der Fall.[9] Die langsamere Stimulierung wirkt sich möglicherweise stärker auf Schaft und Basis der Klitoris aus, die mit dem Beckennerv verbunden sind – während der Pudendusnerv vielleicht eher auf die Stimulierung der Klitorisspitze anspricht. Diese Ergebnisse decken sich mit unserer ›Zwei-Nerven-Theorie‹.

Bei einer anderen Untersuchung beobachteten John Perry und Beverly Whipple eine Versuchsperson, die behauptete, regelmäßig zwei Arten von Orgasmus zu erleben – einen ›oberflächlichen‹ infolge klitoraler Stimulierung und einen intensiveren Uterinorgasmus, zu dem es nur durch den Geschlechtsakt kommt, ›wenn die gefühlsmäßige Bindung sehr stark ist‹. Bei der klitoralen Masturbation war das zervikale

Ergebnis bescheiden (10), doch die orgastische Reaktion auf die Stimulierung des G-Punktes betrug 14 Mikrovolt.[10]

Nach Überprüfung der drei Singerschen Kategorien und der Beweiskraft der Forschungsergebnisse regten John Perry und Beverly Whipple ein Alternativschema an, wobei die weiblichen Orgasmen durch ein Kontinuum vertreten waren. Auf der einen Seite die ›äußeren‹ oder klitoral erzeugten Orgasmen mit PC-Muskel-Aktivität, auf der anderen Seite die von Singer beschriebenen ›intensiveren‹ oder ›Uterinorgasmen‹. Die folgende Tabelle umfaßt beide Theorien:

Kontinuum orgastischer Reaktion nach Perry und Whipple

Bezug:	1-----2-----3-----4-----5-----6-----7-----8-----9-----10		
Singersche Kategorien	Vulva-orgasmus	gemischter Orgasmus	Uterin-orgasmus
Fokus der Muskelreaktion	PC-Muskel	beide	Uterus
Auslösungs-punkt zumeist	Klitoris	mehrere	G-Punkt
beteiligte Nerven	Pudendusnerv	beide	Beckennerv und Plexus hypogastricus
Anzahl der Orgasmen	einer oder mehrere	einer oder mehrere	einer abschließend
Erlebnisfokus	orgastische Plattform	vaginal	Uterus und Beckenorgane
männliches Gegenstück	Orgasmus ohne Samen-expulsion	typischer Orgasmus mit Ejakulation	nicht-ejakula-torischer Erguß
Allgemein gebräuchliche Bezeichnung	Klitoraler Orgasmus	Vaginaler Orgasmus	Vaginaler Orgasmus

In der linken Spalte geht es um den von Masters und Johnson beschriebenen ›Vulvaorgasmus‹. Die Anhänger Freuds bezeichnen ihn als ›klitoral‹, weil die Klitoris im allgemeinen der Auslösungspunkt für die Stimulierung ist. Die offensichtlichste sexuelle Reaktion sind die rhythmischen Kontraktionen des PC-Muskels.[11]

Den Menschen, die einen solchen Orgasmus erleben, erscheint es, als läge der Fokus vor allem bei den äußeren Genitalien oder zumindest nicht weit davon entfernt. Das Ausmaß, in dem der ganze Körper reagiert, ist ein ganz gesondertes Kontinuum. Es rangiert zwischen ganz leichten klonischen Kontraktionen im Genitalbereich und Vibrationen aller Muskeln im ganzen Körper. Typischer ist jedoch eine Lokalisierung. Manche Frauen kommen durch Stimulierung mit einem Vibrator auf diese Weise leicht zum Orgasmus:

Eine Versuchsperson masturbierte mit ihrem eigenen Vibrator, während die Kontraktionen ihres PC-Muskels durch Vaginalmyographie aufgezeichnet wurden. Innerhalb einer Stunde zeichneten wir etwa 70 bedächtige Höhepunkte auf, jeder mit 6 bis 12 Kontraktionen des PC-Muskels, wie von Masters und Johnson beschrieben. Die Versuchsperson berichtete, zu Hause hätte sie in einer Stunde manchmal 200 solcher Höhepunkte – sie seien jedoch emotionell nicht sehr befriedigend.

Am anderen Ende des Kontinuums sind die Orgasmen, die von den Singers ›uterin‹ und von anderen ›tief‹ genannt werden. Zu dieser Kategorie gehören wohl auch einige ›Vaginalorgasmen‹, aber Sie werden feststellen, daß sich der Begriff ›vaginal‹ auch auf die mittlere Spalte bezieht. Während die Frau mit diesem gemischten Orgasmus fast immer auf die Stöße des Penis beim Geschlechtsakt reagiert, haben wir auch beobachtet, daß es auch durch direkte manuelle Stimulierung des G-Punktes dazu kommt, besonders bei Frauen, die ejakulieren.

Wir haben uns Spekulationen darüber hingegeben, ob der G-Punkt bei dieser Art des Orgasmus nicht das Nervenzentrum oder der Stimulierungsfokus ist und der Beckennerv und der Plexus hypogastricus die Hauptnervenleitungen sind. Typisch ist die Reaktion im Uterus, obwohl die angrenzenden Beckenstrukturen (die obere Vagina, die Blase, das Stützgewebe und die Muskeln) möglicherweise auch miteinbezogen werden – besonders, wenn es zu einer Ejakulation kommt.

Frauen, die ein Kind zur Welt gebracht und Wehen gehabt haben, können diese Art des Orgasmus eher zu ihren Erfahrungen zählen als Frauen, bei denen das nicht der Fall ist.[12] Da sich viele Frauen erstmalig klar sensorisch ihres Uterus bewußt werden, wenn sie schwanger sind, überrascht dieser Zusammenhang nicht weiter. Wir haben auch Frauen interviewt, die Hysterektomien hinter sich haben und erklärten, der Orgasmus fände dort statt, wo der Uterus war.

Singer sagt von dem ›Uterin‹-Orgasmus, er sei für gewöhnlich völlig befriedigend oder terminativ. Das heißt, wenn man einen solchen Orgasmus gehabt hat, sehnt man sich stundenlang nicht nach einem weiteren. Julian Davidson von der Universität Stanford und Doktor der Philosophie, hat eine ›bipolare Hypothese‹ der menschlichen Sexualität entwickelt, die unsere Theorie des Kontinuums ergänzt. Er nahm an, daß bei dieser Art des Orgasmus ein Muskelmechanismus ausgelöst wird, der eine Sättigung herbeiführt.[13] Doch angesichts der Beweiskraft der Tatsache, daß das menschliche Sexualverhalten zumeist eher angelernt als von Hormonen oder anderen physiologischen Faktoren gesteuert ist, neigen John Perry und Beverly Whipple eher zu der Ansicht, daß das Abschließende mancher Orgasmen ebenso eine angelernte Verhaltensweise sein kann. Angesichts der Beweisführung von Frauen mit Ejakulationen ist das sogar sehr wahrscheinlich. Manche von ihnen haben ›multiple Orgasmen mit Ejakulation‹, die manchmal eine Stunde oder länger dauern, wenn der G-Punkt ständig stimuliert wird.

Im Hinblick auf die Tabelle waren wir theoretisch in der Lage, ›reine‹ Fälle der beiden Enden des orgastischen Kontinuums – Vulva (1) und uterin (10) zu beschreiben, wir glauben jedoch, daß die meisten Menschen zumeist Orgasmen erleben, die irgendwo zwischen diesen beiden Extremen liegen. Das heißt, die meisten Orgasmen sind ›gemischt‹ und können irgendwo an einem Punkt des orgastischen Kontinuums liegen. So müßte zum Beispiel bei einem Orgasmus, der unter Nr. 3 des Kontinuums eingetragen ist, viel stärker klitoral stimuliert werden als bei einem unter Nr. 6. Die Tatsache, daß der Schaft der Klitoris beim Verkehr oft stimuliert wird, wie Masters und Johnson schon festgestellt haben, läßt die Vorstellung von einem gemischten Orgasmus glaubwürdiger erscheinen. Die Pudendum- und Beckennerven verbinden sich an der Wirbelsäule sowie an verschiedenen anderen Stellen. Dadurch ergibt sich die Möglichkeit, daß die sexuelle Stimulierung eines Nervs auf einen anderen Bereich übertragen wird. Das ist eine weitere Erklärung für diese ineinander übergehenden Orgasmen.

Auch die zweite Untersuchung der Ladas tritt den Beweis für diese Theorie an. Mehr als 75 Prozent der Leute, die die Fragebögen ausgefüllt zurückschickten, berichteten, daß sie mehr als eine Art des Orgasmus erleben, mehr als 25 Prozent behaupteten, mehr als eine Art des vaginalen Orgasmus zu kennen.

Auf der Tabelle der orgastischen Reaktionen beziehen wir uns in der Hauptsache auf den Orgasmus der Frau, doch wir haben auch die männlichen Gegenstücke dazu aufgeführt. Innerlich unterscheiden sich die Männer in anatomischer Hinsicht von den Frauen nur durch das Fehlen des Uterus und der entsprechenden Fortpflanzungsorgane. Ihre grundlegende Innervation und Muskulatur ist mit der der Frau identisch. Bei den äußeren Organen gibt es leicht erkennbare Unterschiede.

Unser erster Eindruck war, daß die meisten Männer sehr schnell lernen, ›gemischte bzw. ineinander übergehende‹ Orgasmen oder die für Männer typischen Orgasmen mit Ejakulation zu haben. Es mag sein, daß die Fähigkeit zum Orgasmus mit Ejakulation einfach biologisch gegeben ist, doch diese Theorie ignoriert die Tatsache, daß die meisten Männer – oft von Gleichaltrigen – durch Anschauungsunterricht lernen, wie man durch Onanieren zum Orgasmus kommt. Ob es sich nun um einen ›Onanier-Wettstreit‹ oder Einflüsterungen auf dem Schulhof handelt – die meisten Jungen erfahren dabei, daß es als männlich gilt, Flüssigkeit abzusondern – je mehr, und je weiter die Flüssigkeit gespritzt wird, desto besser.

Obwohl den meisten Männern eingetrichtert worden ist, daß der einzig wahre Orgasmus der ist, bei dem es zu einer Ejakulation kommt, haben andere bereits zu experimentieren begonnen und kultivieren den Orgasmus ohne Samenausstoß, der dem weiblichen ›Vulva‹-Orgasmus entspricht und Kontraktionen des PC-Muskels beinhaltet. Wieder andere haben es zu einer Meisterschaft des nicht konvulsivischen, tieferen Orgasmus gebracht, bei dem es zu inneren Kontraktionen zu kommen scheint (durch den Beckennerv übermittelt) und bei dem etwas Samenflüssigkeit heraustropft. Selbstverständlich glauben wir nicht, daß die eine oder andere Art, zum Orgasmus zu kommen, für Männer oder Frauen die allein selig machende ist. Wenn jedoch die eine oder andere Art die Männer und Frauen dahin bringt zu erkennen, daß ihnen eine Vielfalt von Alternativen offensteht, so ist der Zweck erfüllt.

Ein gutes Beispiel hierzu ist der multiple Orgasmus. Seit Masters und Johnson gezeigt haben, daß zumindest ›Vulva‹-Orgasmen, mit denen sie sich befaßt haben, bei einer einzigen sexuellen Begegnung viele Male stattfinden konnten und auch stattfanden, stehen die meisten Fachleute auf dem Standpunkt, daß multiple Orgasmen *theoretisch* bei allen Frauen möglich sind.

In der Bioenergetik hat sich die Theorie eingebürgert, daß multiple Orgasmen oberflächlich und höchst unbefriedigend sind – das Resultat der Unfähigkeit, seiner Erregung Herr zu sein und sie langsam bis zu einem vollkommenen Orgasmus zu steigern.[14] Trotzdem berichteten 72 Prozent der Frauen, die sich für die erste Reihenuntersuchung des Ehepaars Ladas zur Verfügung stellten, daß sie immer wieder den Höhepunkt erreichten, und 75 Prozent dieser Frauen behaupteten, es sei ein Erleben orgastischer Art. 42 Prozent waren der Ansicht, die Bioenergetikanalyse haben ihre Erlebnisfähigkeit im Hinblick auf den multiplen Höhepunkt gesteigert und verbessert. Ihre Aussagen über die multiple Klimax standen im Gegensatz zu der offiziellen bioenergetischen Doktrin. Der Grund dafür war bis zum Bekanntwerden der Theorie von John Perry und Beverly Whipple schwer zu erklären. Angesichts ihres Kontinuums orgastischer Reaktion sehen Sie, daß multiple Orgasmen oft im Fall von gemischten oder ineinander übergehenden Orgasmen vorkommen und nicht nur bei klitoralen Orgasmen.

Obwohl erwiesen ist, daß Frauen zur multiplen Klimax befähigt sind, wurde angenommen, daß Männer hierzu nicht in der Lage sind. In letzter Zeit häufen sich jedoch die Berichte darüber, daß multiple Orgasmen in der Tat auch bei Männern möglich sind.[15] Manche Männer berichten, daß sie eine ganze Reihe ›tieferer‹ Orgasmen am meisten befriedigt, die in einem abschließenden Ejakulationsstrahl gipfeln. Wichtige Voraussetzungen hierfür sind ein gesunder PC-Muskel und die Überzeugung, daß man nach dem ersten nicht aufzuhören braucht. Es hilft auch, wenn man körperlich fit ist.

Das Bemerkenswerteste an den neuesten Erkenntnissen auf dem Gebiet der Sexualforschung ist die Tatsache, daß wir immer mehr über das eine Geschlecht erfahren, je gründlicher wir uns mit dem anderen befassen. Unsere Kenntnisse von der männlichen Prostata haben uns zum Beispiel dabei geholfen, so manches in klarerem Licht erscheinen zu lassen, was die sensitive Zone bei Frauen angeht, die wir G-Punkt nennen. Unser Wissen um die sexuellen Aspekte der Stimulierung des G-Punktes wiederum haben uns dazu gebracht, daß wir den Lustgewinn durch die männliche Prostata noch einmal genauer ins Auge fassen.

In noch etwas sind sich Frauen und Männer erstaunlich ähnlich und unterscheiden sich gar nicht so sehr voneinander: Es betrifft das Ausmaß, in dem der ganze Körper beim Orgasmus beteiligt ist. In der traditionellen Sexualforschung waren die Begriffe *Klimax* und *Orgasmus* für gewöhnlich austauschbar, zwischen ihnen wurde kein Unterschied gemacht. Damit wird jedoch die Möglichkeit eines anderen wichtigen Kontinuums sexueller Reaktion ignoriert, die sich von der Klimax zum Orgasmus erstreckt.

Wilhelm Reich machte einen Unterschied zwischen der *Klimax*, einem auf den Genitalbereich beschränkten Erlebnis und dem *Orgasmus*, an dem die Muskeln des ganzen Körpers und nicht nur die des Beckens beteiligt sind. Eine zweiundzwanzigjährige Frau, die zur Beratung erschien, beschrieb den Unterschied sehr anschaulich:

Der Sex mit Clifford macht mir gar nicht richtig Spaß, weil ich nicht nachempfinden kann, was in ihm vorgeht. Im Augenblick der größten Erregung, wenn er kommt, gibt er keinen Laut von sich. Ich höre ihn dann nicht einmal atmen – und was dabei auch geschieht, es spielt sich ausschließlich in seinem Penis ab. Es ist mir richtig peinlich, daß ich im Gegensatz dazu sehr viel Lärm mache und mein ganzer Körper sich wie ein Akkordeon bewegt. Für mich ist das zwar herrlich, aber ich fühle mich nicht hinreichend mit ihm verbunden.

Wenn nicht der ganze Körper beteiligt ist, hat Reich gesagt, kommt es auch nicht zur völligen Auflösung der sexuellen Spannung, und die aufgestaute Energie sucht sich auf andere – oft destruktive – Weise zu entladen.[16]

Ein Mann, der zur Bioenergetikanalyse kam, erzählte, er bekäme vom Sex jedesmal rasende Kopfschmerzen. Er bekam aber auch Kopfschmerzen, wenn er sich eine Oper anhörte, weil der Klang menschlicher Stimmen in ihm eine so starke Reaktion hervorrief, daß sein ganzer Körper ›vibrierte‹ (so drückte er sich aus). Als die Spannung im Hinterkopf mittels Therapie erst einmal gelöst war, konnte er sowohl den Sex als auch die Opern genießen.

Die ›Vibration‹, wie der Mann es genannt hat, ist auch ein Begriff, der in der Sexualliteratur nicht auftaucht, obwohl in Gedichten und Liebesgeschichten immer wieder die Rede davon ist. In *The Way to Vibrant Health* schrieben Alexander und Leslie Lowen: »Vibration ist der Schlüssel zum Leben... Ein gesunder Körper ist in wachem oder schlafendem Zustand ständig in einer Vibration begriffen. Ein lebendiger Körper ist ständig in Bewegung, nur im Tode ist er wirklich still.«[17]

Eine Frau schrieb:
Für mich ist es ungeheuer wichtig, daß ich beim Sex die Beine frei bewegen kann. Ich kann sonst nicht richtig zum Orgasmus kommen. Wenn der Höhepunkt erst einmal erreicht ist, müssen meine Beine vibrieren können, damit der Orgasmus stattfindet. Sind meine Beine nicht frei beweglich oder werden sie festgehalten, zittert der obere Teil meines Körpers, und der Höhepunkt ist nicht so intensiv und lustvoll.

Alexander und Leslie Lowen fügten hinzu, daß das Lustempfinden von den zärtlichen oder ›Herzens‹-Gefühlen abhängt, die man für den Partner empfindet. Ein Mann drückte das so aus:

»Beim Höhepunkt wird man von der sexuellen Spannung erlöst. Der Orgasmus gewährt eine tiefere Befriedigung, die man nur erleben kann, wenn man mit dem Herzen dabei ist.«

Die Befriedigung liegt laut Lowen auf einer ganz anderen Linie als die Lust. Dabei kommt es darauf an, daß eine völlige Befreiung von der Spannung stattfindet.[18] Wenn sich diese nur in den Genitalien oder im Becken abspielt oder wenn die völlige Entspannung infolge eines chronischen Muskelkrampfes ausbleibt, so ist die Befriedigung nur unvollkommen.

Hinsichtlich der Unterscheidung zwischen Höhepunkt und Orgasmus befragt, antwortet eine Frau:

Beim Höhepunkt beschränken sich die Empfindungen auf den Genitalbereich, sind zumeist klitoral bedingt. Großartiges Gefühl, aber nicht sonderlich befriedigend. Beim Orgasmus steigen die Empfindungen tief aus dem Innern auf, erstrecken sich bis in den Kopf, die Hände und Füße. Im günstigsten Falle wird der ganze Körper miteinbezogen. Oft kommt es dabei zu tiefempfundenen, zärtlichen Gefühlen oder auch Trauer (Freude oder Tränen).

Andere Frauen oder Männer sagten folgendes aus:

Der Höhepunkt spielt sich in der Vagina ab. Es kommt dabei zu Kontraktionen im Unterleib, wobei von tief drinnen eine heiße Flüssigkeit abgesondert wird. Der Orgasmus steigt durch den restlichen Körper nach oben – es ist ein süßes, weiches Gefühl des Dahinschmelzens. Mir ist, als sei ich ganz in Honig eingehüllt, um und um Honig – ich genieße es emotionell, geistig und physisch.

Der Höhepunkt spielt sich in den Genitalien, also im Penis ab. Der Orgasmus ist eine umfassendere Reaktion und schließt den ganzen Körper ein.

Die sexuelle Erregung gipfelt im Höhepunkt, der zum Orgasmus führt. Der Orgasmus ist das fließende Gefühl, das über den Höhepunkt hinausgeht.

Der Höhepunkt befriedigt mich nicht. Der Orgasmus verschafft mir Erleichterung.

Der Orgasmus ist mir viel bewußter, wenn er meinen ganzen Körper durchzuckt. Ich versuche nicht mehr, mich dagegen zur Wehr zu setzen.

Mit anderen Worten – was viele Leute einen ›nicht sehr guten Orgasmus‹ nennen, wird in den oben zitierten Zuschriften als Höhepunkt bezeichnet. Von den 131 Leuten, die sich an der zweiten Fragebogenaktion von Alice Ladas beteiligten, machten etwa 60 einen Unterschied zwischen Höhepunkt und Orgasmus. Neunzig Prozent von diesen sechzig gaben an, daß beim Orgasmus unwillkürlich Kontraktionen im ganzen Körper stattfinden, daß das Herz weit eher beteiligt ist und der Atem rascher geht. Achtzig Prozent gaben an, daß sie auch nicht beabsichtigte Laute von sich geben.

Damit der ganze Körper in klonische Kontraktionen verfällt und von der Spannung erlöst wird, muß er nicht nur frei von chronischen Kontraktionen oder schlaffen Muskeln sein und frei atmen können – es ist auch eine große Hilfe, wenn es einem nichts ausmacht, daß man beim Geschlechtsakt Laute von sich gibt. Es ist einfacher, sich völlig gehenzulassen, wenn man mit dem Partner und seinem eigenen Körper vertraut ist.

Die ›Zwei-Nerven‹-Theorie von John Perry und Beverly Whipple erklärt vielleicht, wie ein Höhepunkt, bei dem das obere Drittel des PC-Muskels und der Uterus in Mitleidenschaft gezogen sind, über den Beckennerv an andere Körperpartien weitergeleitet wird. Daher rührt wohl zum Teil die Tatsache, daß diese Männer und Frauen zwischen Höhepunkt und Orgasmus unterscheiden. Beantworter der Fragebogenaktion von Alice Ladas geben an, daß die zusätzlichen Körpersensationen einen Lustgewinn bedeuten, wodurch die Beziehung zum Partner erfüllter und die Spannung reduziert wird.

Gründlichere Untersuchungen sind im Hinblick auf Gruppen erforderlich, die noch nicht mit den Arbeiten von Reich und Alexander und Leslie Lowen vertraut sind. Dadurch würde die Unterscheidung zwischen Höhepunkt und Orgasmus noch klarer zutage treten – ebenso die Verbindung zu der ›Zwei-Nerven‹-Theorie. Zunächst steht einmal fest, daß sich viele Frauen und Männer über diesen Unterschied im klaren sind. Sie finden das, was sie als Orgasmus bezeichnen, befriedigender als den lokalisierten Höhepunkt.

Wir haben also mehrere Kontinua orgastischen Erlebens. Natürlich werden manche Menschen sagen, daß ihnen Orgasmen lieber sind, die man diesem oder jenem Punkt eines jeden

Kontinuums zuordnen kann. Wir maßen uns kein Werturteil darüber an, wo die Menschen bei diesen Kontinua sind oder sein wollen. Wir möchten, daß sich die Menschen darüber im klaren sind, daß sie verschiedene Möglichkeiten haben und es verschiedene Methoden gibt, ans Ziel zu gelangen. Wir haben bereits gesagt und wiederholen es hier noch einmal, weil es uns so wichtig erscheint – benutzen Sie die in diesem Buch enthaltenen Erkenntnisse nicht dazu, neue Normen für sich selbst oder Ihren Partner aufzustellen, denn damit unterminieren Sie möglicherweise die Freuden, die Sie bereits erleben.

VI
Das Beste ist der Feind des Guten

Inzwischen haben sie eine Menge Neues über die physischen Aspekte der menschlichen Sexualität gelesen. Diese neuen Erkenntnisse haben Sie möglicherweise in mancher Hinsicht beeinflußt. Vielleicht sind sie ebenso erleichtert wie die sechsunddreißigjährige Frau aus Missouri, die seit vierzehn Jahren mit dem gleichen Mann verheiratet ist:

Ich habe mich komisch gefühlt, weil ich beim Sex sowohl während des Vorspiels als auch während des Geschlechtsaktes eine Flüssigkeit ausstoße. Dabei handelt es sich nicht um Urin, denn manchmal muß ich nach dem Verkehr auf die Toilette. Die Flüssigkeit ist fast geruchlos und ganz klar. Ich spüre die Stelle, von der Sie sprechen, und mein Mann findet sie aufgrund meiner Reaktion. Ich mußte Ihnen einfach schreiben und Ihnen mitteilen, daß ich jetzt weiß, daß auch andere Frauen wie ich sind. Ich danke Ihnen – Sie haben mir geholfen, mich zu akzeptieren. Ich habe viele Bücher gelesen, aber mein ›Problem‹ wurde darin nie behandelt.

Eine achtundzwanzigjährige Frau aus Massachusetts reagierte ganz ähnlich. Sie schrieb uns einen fünf Seiten langen Brief, den wir hier auszugsweise veröffentlichen:

Als ich vier war, fing ich an, die Stelle mit einem Teddybär mit Knollennase zu stimulieren. Meine Mutter erwischte mich mit dem Tier unter der Decke, und ich habe den Teddy nie mehr zu Gesicht bekommen. Als ich sechs war, fing ich an, meine Klitoris zu bearbeiten. Das war zwar angenehm, doch ich war nie restlos zufrieden mit dem, was ich dabei empfand. Als ich dann Vergleiche zwischen mir und meinen Freundinnen im Teenageralter zog, stellte ich fest, daß ich anders war. Gegen Ende meiner Teenagerzeit hatte ich einen festen Freund. Der Sex spielte sich bei uns am Wochenende auf dem Rücksitz eines Wagens ab, wenn meine Mutter am Samstagmorgen zum Friseur ging. Er hatte eine Art, auf meine ›besondere Stelle‹ zu stoßen, so daß ich es lernte, multiple Orgasmen zu haben. Dann las ich Kinsey und Masters und Johnson und bemühte mich auch um klitorale Orgasmen, aber es klappte nicht. Mit zweiundzwanzig fiel mir dann diese Flüssigkeit auf, die ich absonderte. Da war ich mir dann ganz sicher und hegte nicht mehr den geringsten Zweifel daran, daß ich nicht normal war. Dann erschien der Hite-Report und bestätigte die Fakten, die ich mir nicht eingestehen wollte. Ich dachte nicht einmal wie eine normale Frau. Ich dachte wie ein Mann, obwohl ich sehr feminin bin. Ich war davon überzeugt, ein Hermaphrodit zu sein. Zwar versuchte ich, mich dadurch nicht aus der Fassung bringen zu lassen – doch mein ›Problem‹ stand mir noch viel deutlicher vor Augen, als ich zum erstenmal mit meinem Mann Verkehr hatte. Er war völlig perplex, als ich vor ihm den Höhepunkt erreichte und meine Vagina ihn regelrecht hinausbeförderte. Ich berichte so ausführlich über das alles in der Hoffnung, daß dadurch in Zukunft so manchem armen Mädchen die Verzweiflung erspart bleibt, die ich durchmachen mußte, das Gefühl der Verfremdung, die Angst vor dem ›Anderssein‹, die Befürchtung, nicht normal zu sein. Dem Himmel sei Dank für Ihre Erkenntnisse.

Eine Frau aus Alabama, die uns schrieb, berichtete:
Ich habe mit neunzehn geheiratet. Ein paar Monate nach der Hochzeit habe ich zum erstenmal die ›schreckliche‹ Erfahrung gemacht, daß ich beim Orgasmus eine Flüssigkeit ausgestoßen habe. Als das geschah, hielt ich die Flüssigkeit für Urin, und noch einundzwanzig Jahre später konnte ich das Gefühl nicht loswerden, so eine Art Freak zu sein.

Ich bekam und bekomme noch immer dieses Völle- und Druckgefühl. Dann muß ich drücken, und dabei stoße ich

*eine sehr heiße Flüssigkeit aus. Da ich eine eifrige Leserin
bin, habe ich all die Jahre hindurch die Literatur nach dem
durchforstet, was ich da ständig erlebe, doch vergebens. Ich
habe meinen Mann oft gebeten, Bücher über den Geschlechtsverkehr und über die Liebe zu lesen, wollte ihm jedoch nie
welche geben, in denen von den Kontraktionen der Frau beim
Orgasmus die Rede ist. Bei ihm kommt es immer wieder zu
einer vorzeitigen Ejakulation. Ich wollte gern, daß er sich
Bücher zu Gemüte führt, die besagen, daß er kein schlechter
Liebhaber ist und daß so etwas eben vorkommt. Ich habe es
jedoch nicht fertiggebracht, ihm solche Bücher ans Herz zu
legen, weil ich dachte, er würde dann auch etwas über den
Orgasmus der Frau lesen und feststellen, daß ich keinen
Orgasmus habe, sondern uriniere. Bei dem Gedanken daran
hätte ich mich zu Tode geschämt. Wissen Sie, all die Jahre
hindurch war er entzückt, wann immer ich einen ›Orgasmus‹
hatte. Vermutlich denkt er, daß eine Frau eben so reagiert –
aber ich weiß oder wußte es besser. Sie können sich nicht
vorstellen, was ich empfinde, seit ich von Ihren Erkenntnissen
weiß. Endlich fühle ich mich frei, kann mich richtig
entspannen und mich vermutlich besser ausdrücken.*

Vielleicht waren Sie nicht erleichtert, sondern erregt wie dieser
Siebenundzwanzigjährige aus Wyoming und konnten es kaum
erwarten, zusammen mit Ihrem Partner neue Wege zu erforschen, die einen Lustgewinn erbringen!
*Bis wir von der weiblichen Ejakulation erfuhren, hatte
meine Frau nur durch orale oder manuelle Stimulierung
ihrer Klitoris den Orgasmus erreicht. Einen Monat, nachdem wir mit dem Experimentieren begonnen hatten, wobei
Joanna oben saß, sonderte sie eine große Menge einer
milchigen Flüssigkeit ab. Ich ermunterte und ermutigte sie,
sich richtig gehenzulassen, und sie begann beim Verkehr
viel stärker zu reagieren.*

Eine Frau, die seit fünfzehn Jahren mit der gleichen Partnerin
zusammenlebt, reagierte ganz ähnlich:
*Suzanne und ich haben mit großem Interesse gelesen, was
Sie über den Gräfenberg-Punkt sagen, und wir genießen es*

außerordentlich, einander beim Stimulieren dieser Stelle zu helfen. Wir schrecken jetzt nicht mehr davor zurück, den Finger in die Vagina der Partnerin einzuführen.

Ein achtundvierzigjähriger Mann aus Arizona schrieb uns:
Es hat uns sehr geholfen, von dem G-Punkt zu erfahren. Dana hat es nie gemocht, daß ich mit ihrer Klitoris spiele, aber ich habe immer nur darüber gelesen. Als wir herausfanden, wie man den G-Punkt ausmacht, haben wir zu experimentieren begonnen, und unser Sexualleben ist wieder so aufregend geworden wie zu Beginn unserer Ehe.

Eine siebenundzwanzigjährige Frau aus Iowa, Mutter von vier Kindern, schrieb uns:
Es ist herrlich zu wissen, daß man normal ist. Jahrelang habe ich mich gefragt: Ist das alles, was am Sex dran ist? Ich war entzückt, als ich entdeckte, daß ich diese Stelle habe, von der Sie sprechen! Was für eine erregende Vorstellung zu denken, daß Sex soviel mehr bedeutet, als mir meine Mutter gesagt hat.

Vielleicht waren Sie aber auch weder erregt noch erleichtert, sondern haben wie die Frau aus South Carolina entdeckt, daß Ihr Pubococcygeus-Muskel nicht gerade in Bestform ist und haben sich unser Material zunutze gemacht, um Ihren PC-Muskel zu trainieren.
Als ich erfuhr, wie wichtig der Muskeltonus ist, habe ich über mich nachgedacht. Die Geburt meines zweiten Kindes war sehr schwierig. Schon immer habe ich beim Lachen oder Husten etwas uriniert. Dank Ihrer ausgezeichneten Anweisungen habe ich angefangen, auf eigene Faust meinen PC-Muskel zu trainieren. Nach zwei Monaten konnte ich unbesorgt husten, niesen oder lachen. Ich mußte nicht einmal mehr als Vorsichtsmaßnahme Papiertaschentücher in meine Höschen legen. Das war nicht mehr nötig.

Vielleicht haben Sie wie dieser Mann aus Maine reagiert:
Es war eine große Hilfe für uns, von der Bedeutung des Muskeltonus zu erfahren. Nachdem Kim unser drittes Kind

zur Welt gebracht hatte, war der Geschlechtsverkehr für mich nicht mehr so erfreulich. Kims Vagina war einfach zu weich und ausgeweitet. Ich sah mich gezwungen, ihr das zu sagen. Doch es erschien mir unfair, ihr das vorzuwerfen. Schließlich war es dazu gekommen, weil sie unsere Kinder zur Welt gebracht hatte. Und es war ja nicht zu ändern. Aber als ich von Ihren Untersuchungsergebnissen und Erfolgen gehört hatte, nahm ich all meinen Mut zusammen und ließ Kim gegenüber fallen, daß es vielleicht ganz nützlich wäre, wenn sie ein paar von diesen Kegelschen Übungen machen könnte. Manchmal übten wir sogar, wenn ich in ihr war. Lieber Himmel, was für ein Unterschied das für uns beide war! Es stellte sich heraus, daß auch Kim nicht mehr soviel Spaß am Sex gehabt hatte. Jetzt klappt es wieder großartig.

Oder Sie haben wie dieser Siebzigjährige und seine fünfundsechzigjährige Frau diese neuen Erkenntnisse genützt:
In den letzten Jahren ist es Mary sehr schwergefallen, beim Verkehr zum Orgasmus zu gelangen, was in den Anfangsjahren ihrer Ehe nie ein Problem für sie war. Nachdem wir von den zwei Möglichkeiten erfahren hatten, zum Orgasmus zu kommen, beschlossen wir, es mit der klitoralen Stimulierung beim Verkehr zu versuchen. Das war wirklich eine große Hilfe für Mary. Wenn wir weiterhin ohne Stimulierung der Klitoris Verkehr miteinander gehabt hätten, ohne auch die andere Möglichkeit in Betracht zu ziehen, hätten wir wohl nie den Mut gehabt, in diese Richtung vorzudringen.

Ein Paar schrieb, sie hätten sich entschlossen, zum erstenmal im Leben einen Vibrator zu kaufen, um die gemischten ineinander übergehenden Orgasmen zu praktizieren, von denen bei den Singers die Rede war:
Wir haben uns den Versandhauskatalog angesehen und einen Vibrator bestellt, damit wir meine Klitoris kräftig stimulieren konnten, während Jim in mich eindrang. Eigentlich brauchen wir das gar nicht, aber es ist eine herrliche Abwechslung.

Ein selbsternannter Casanova beklagte sich, daß ihn unsere Erkenntnisse seinen guten Ruf gekostet hätten:

Fünfundzwanzig Jahre lang war ich in gesellschaftlicher und sexueller Hinsicht ausgesprochen aktiv, weil ich keine Mühe gescheut habe, soviel wie möglich über den Körperbau und die Beschaffenheit von Mann und Frau herauszufinden – mit dem einzigen Ziel, ein Experte auf dem Gebiet der Sexualität zu werden. Ihre Erkenntnisse und deren Veröffentlichung haben mich um ein wohlgehütetes und unschätzbares Geschäftsgeheimnis gebracht, das jetzt in aller Munde ist.

Offensichtlich ist er sich nicht darüber im klaren, daß er niemals der einzige war noch je sein wird, der um dieses ›Geheimnis‹ weiß. Denn es gibt eine ganze Reihe von Leuten, die uns wie dieses ältere Ehepaar schrieben:

Lieber Himmel, jetzt erst kommen Sie auf diese Gräfenberg-Geschichte! Meine Frau und ich haben vor einundfünfzig Jahren geheiratet. Kaum sechs Monate nach unserem ersten Verkehr haben wir diese Stelle gefunden. Wir haben sie immer ›Hasenase‹ genannt. Und tun das immer noch. Ich bin jetzt sechsundsiebzig, meine Frau ist neunundsechzig. Aufgrund verschiedener Umstände kamen wir nicht jedesmal zum Höhepunkt, aber doch in 90 Prozent aller Fälle.

Wie der Mann, der uns den folgenden Brief schrieb, gab es auch Leute, die sich verpflichtet fühlten, uns vor den möglichen negativen Auswirkungen unserer Erkenntnisse zu warnen: »Leider läßt sich nicht prüfen, wie Ihre Erkenntnisse aufgenommen werden oder zur Anwendung kommen. Durch dieses neue Wissen sollte auf gar keinen Fall ein noch stärkerer Druck auf diejenigen ausgeübt werden, die in sexueller Hinsicht sowieso schon einer unerträglichen Streßsituation ausgesetzt sind.« Er hat völlig recht. Nicht alle waren vor Freude über diese ›Neuigkeiten‹ völlig aus dem Häuschen. Doch nur in zwei Zuschriften kam Entrüstung zum Ausdruck sowie die Ansicht, daß solche Erkenntnisse ausschließlich den Ärzten zugänglich sein und höchstens noch auf Kongressen zur Sprache kommen sollten. Aber mehrere Leute schrieben wie beispielsweise diese zweiunddreißigjährige Frau aus Pennsylvania, sie stünden jetzt erst recht unter Druck:

Während wir uns liebten, pflegte mich mein Mann immer zu fragen: »Kommst du, bist du gekommen?« Ich mochte das nicht sonderlich. Ich war immer der Ansicht, er müßte das eigentlich wissen, ohne erst zu fragen, und es hörte sich auch sehr nach einer Forderung an. Aber raten Sie mal, was er mich jetzt ständig fragt: »Hast du gespritzt? Hast du gespritzt?« Manchmal könnte ich auf ihn einschlagen. Natürlich tue ich es nicht. Zumindest das müßte er doch wissen! Außerdem habe ich keine Ejakulation, habe noch nie eine gehabt. Es war schon schlimm genug, als er ständig darauf gelauert hat, ob ich zum Höhepunkt komme oder nicht. Und jetzt soll ich auch noch Ejakulationen haben.

Hier der Kommentar einer gebürtigen Amerikanerin aus South Dakota, die der Ansicht ist, ihr früheres seelisches Gleichgewicht sei jetzt empfindlich gestört:

Mein Mann ist jetzt fest davon überzeugt, daß jede Frau einen G-Punkt hat. Gestern abend hat er eine ganze Stunde damit zugebracht, nach dem meinen zu suchen. Bis wir von Ihren Forschungsergebnissen erfuhren, habe ich immer Freude an der klitoralen Stimulierung gehabt. Raymond war sehr zufrieden mit unserem Sexualleben. Jetzt ist er so darauf erpicht, neue Möglichkeiten auszuprobieren, daß wir uns ständig streiten.

Auch ein Fünfundzwanzigjähriger protestierte:

Seit meine Frau von dem G-Punkt und der weiblichen Ejakulation weiß, darf ich ihre Klitoris nicht mehr mit den Fingern oder mit der Zunge berühren. Dabei hat ihr das bisher immer Spaß gemacht. Jetzt besteht sie darauf, daß wir ohne langes Vorspiel (das ich sehr gern mag) Verkehr haben. Sie wirft mir vor, ein schlechter Liebhaber zu sein, weil ich ihr nicht zu einer Ejakulation verhelfen kann. Mein Durchhaltevermögen ist zwar nicht übermäßig groß, aber ich ergieße mich auch nicht gleich in sie. Warum mußten Sie uns den Spaß verderben?

Es wäre tröstlich zu wissen, daß diese Paare die Ausnahme und nicht die Regel sind, daß ihre Reaktion für eine ungewöhnliche Feindseligkeit oder seltene Kommunikationsschwierigkeiten spricht. Obwohl wir weit weniger Zuschriften dieser Art erhielten, spiegeln diese Kommentare in unseren Augen doch eine Lebenseinstellung wider, die bedauerlicherweise weitverbreitet ist.

Die Leute stehen zum Beispiel unter Druck, weil sie das Bedürfnis haben, sich anzupassen und nicht von der übrigen Menschheit zu unterscheiden. In unserem Kulturkreis werden die Tugenden der Individualität und Einzigartigkeit in den Himmel gehoben. Immer wieder wird den Menschen ans Herz gelegt, sich selbst zu verwirklichen, kreativ und originell, mit einem Wort, sie selbst zu sein. Und doch gibt es für jede Gruppe und Gesellschaftsschicht festumrissene, wenn auch ungeschriebene Regeln. Selbst die rebellischen, sexuell befreiten nonkonformistischen Hippies der gar nicht so fernen Vergangenheit hatten ihren eigenen Sittenkodex. Manchmal fühlen wir uns fehl am Platze, wenn wir nicht modisch gekleidet sind, manchmal aber auch, wenn wir zu sehr mit der Mode gehen. Manche Leute wissen es zu schätzen, wenn man regelmäßig in die Kirche geht. Wieder andere machen sich darüber lustig. Modern eingestellte Mütter legen ihren Söhnen nahe, auch mit Puppen zu spielen, konventionelle Mütter sind entsetzt, wenn ihre Söhne lieber Lyrik lesen als Baseball spielen. Es gibt Menschen, in deren Augen Homosexuelle Verbrecher sind, und wieder andere, bei denen es schon fast zum guten Ton gehört, schwul zu sein. Versuchen Sie nur einmal, als Demokrat unter lauter Republikanern zu leben oder umgekehrt. Ständig stehen wir unter dem Druck, mit der Mehrheit konform gehen zu müssen.

In diesem Buch wimmelt es von Beispielen für Männer und Frauen, die sich in ihrer Haut nicht mehr wohl fühlten, weil sich ihr Sexualverhalten deutlich von dem unterschied, das sie für ›üblich‹ hielten.

Einige sprachen mit anderen Leuten über ihre vermeintliche Abnormität und Regelwidrigkeit. Aber manche gaben es wie dieser Mann aus Alaska einfach auf und beschlossen, gar nichts mehr zu sagen:

*Ich habe mich mit meinem Bruder über Sex unterhalten. Er
erzählte mir, wodurch seine Frau ›kommt‹. (Entschuldigen
Sie diesen Ausdruck, aber genau den hat er benutzt.) Ich
sagte: »Das gibt es doch bei Frauen gar nicht!« Er
antwortete: »Doch, und ob es das gibt.« Ich erwiderte:
»Du bist ja verrückt.« Mehr Worte wurden nie darüber
verloren.*

*Doch im Laufe der Jahre bemerkte ich, wenn ich mit
meiner Frau Verkehr hatte, immer wieder, wie sich ein
ganzer Strom von Flüssigkeit seitlich gegen meinen Penis
ergoß. Es fühlte sich an wie ein Wasserstrahl aus einer
Wasserpistole. Einzelne Spritzer oder Ergüsse. Meistens drei
bis sechs. Als das zum erstenmal passierte, fragte ich meine
Frau, ob sie irgendeine Ejakulation gehabt hätte. Sie sagte
nein, sie hätte nichts dergleichen bemerkt. Ich fragte sie:
»Willst du damit sagen, daß du gar nicht gespürt hast, wir
irgend etwas aus dir herausströmt?« Sie erwiderte: »Das
mußt du dir eingebildet haben.« Von da an habe ich nie
mehr etwas gesagt. Es ist mir immer wieder aufgefallen,
und ich habe häufig darüber nachgedacht, aber nur so für
mich. Von ihr würde ich doch nur immer wieder die gleiche
Antwort bekommen.*

Wie Tausende anderer Menschen, die berichteten, sie hätten
noch nie mit jemandem über ihr Sexualverhalten gesprochen,
wollte auch dieser Mann seine Erfahrungen mit jemandem
teilen, in der Hoffnung, anderen damit zu helfen, die vielleicht
im Hinblick auf die Beziehung zu ihren Partnern oder Partnerinnen ebenso verwirrt sind.

*Jetzt weiß ich, warum meine geschiedene Frau beim
Koitus bestimmte Stellungen oder Bewegungen bevorzugte.
(Der Sex war einer der positiven Aspekte unseres
Ehelebens.)*

*Ich hoffe, daß ich durch meine drastische Darstellung
niemandem zu nahe trete, aber am liebsten war es ihr,
wenn ich zurückgelehnt in einem Liegestuhl lag und sie
dann auf mir lag oder saß. Die Schaukelbewegung kam
unseren Bewegungen auf großartige Weise entgegen. Wir
haben nie mit jemandem darüber gesprochen.*

Uns bedrückt der Gedanke, daß die neuen Erkenntnisse möglicherweise manchen Menschen die Freude nimmt, die sie jetzt am Sex haben. Anstatt ihr Leben zu bereichern, kann das Wissen um den G-Punkt und die weibliche Ejakulation bei manchen Lesern und Leserinnen dazu führen, daß sich bei ihnen alles nur noch um das dreht, was sie für das ›Beste‹ halten und was dann das bereits vorhandene Schöne und Gute beeinträchtigt.

Wir wollen nicht, daß sich Frauen oder Männer einem noch größeren Druck ausgesetzt fühlen. Sex sollte ein Vergnügen sein, doch wenn man dabei den Blick nur stur auf ein Ziel gerichtet hält, mindert dies das Vergnügen. Die von uns aufgeführten Fakten weisen lediglich darauf hin, daß es verschiedene Möglichkeiten auf verschiedenen Ebenen gibt, zum Höhepunkt und zum Orgasmus zu gelangen. Wir möchten zum Beispiel, daß die Frauen, die eine Ejakulation haben, wissen, daß dies eine ganz natürliche Reaktion ist, an der sie sich ruhig freuen dürfen. Darüber sollte Klarheit herrschen, ohne daß jemand den Zwang verspürt, damit konform zu gehen. Wir möchten, daß sich auch die Frauen ohne Ejakulation wohlfühlen und Freude an dem haben, was ihnen Spaß macht, ohne daß sie mit Gewalt eine Ejakulation anstreben oder sich Gedanken darüber machen, ob ihnen oder ihren Partnern nicht etwas Wesentliches entgeht.

Sexualität gehört zum Leben – zum Leben eines jeden Menschen. Wir kommen als geschlechtliche Wesen auf die Welt und bleiben das, solange wir leben. Es liegt jedoch ganz bei uns, wie wir das ausleben. Die Sexualität ist ein viel umfassenderes Gebiet als der reine Genitalsex. Zur Sexualität gehört das Berühren, die Umarmung und noch so manches andere. Gelegentlich kann es die höchste Erfüllung sein, von jemandem im Arm gehalten zu werden oder die Hand eines Menschen zu berühren.

Es gibt Menschen, die sich dafür entscheiden, niemals eine geschlechtliche Beziehung einzugehen, bei der ihre Genitalien mit einem anderen Menschen in Berührung kommen. Der Höhepunkt oder Orgasmus ist nicht für alle Menschen unbedingt das angestrebte Ziel. Viele Erwachsene, die der Ansicht sind, daß man das von ihnen erwartet, bringen den Genitalsex in eine Beziehung ein, bei der er überhaupt nichts zu suchen hat. Damit sind dann einer Verbindung, die ansonsten sehr wertvoll wäre, von vornherein Grenzen gesetzt. Vielen Menschen entgehen schöne Freundschaften, weil sie davon überzeugt sind, daß diese Freundschaften ihren sinnlichen Ausdruck nur im Vollzug des Genitalsex finden kann. Daß die meisten Männer und Frauen für den Genitalsex zu haben sind, heißt nocht lange nicht, daß es sich bei allen so verhält oder verhalten sollte. Manche Therapeuten glauben, daß Menschen, die keine Partnerschaft mit Genitalsex eingehen und nicht einmal mit einem Partner schmusen wollen, diesen Kontakt vermeiden, weil sie Angst davor haben oder im Säuglings- oder Kindesalter tief verletzt worden sind. Doch es gibt Junggesellen, die mit ihrem Leben ganz zufrieden sind, obwohl sie sich entschlossen haben, inaktiv zu bleiben, was den Genitalsex angeht. Wenn man solchen Menschen einzureden versucht, daß sie eine Fehlentscheidung getroffen haben oder zur zweiten Garnitur zählen, hilft ihnen das gewiß nicht, den einmal eingeschlagenen Weg wohlgemut weiterzugehen. Menschen, die den Genitalsex nicht absichtlich oder frohen Herzens ablehnen, aber trotzdem darauf verzichten, weil es sich so ergeben hat, werden vielleicht feststellen, daß sie eine Änderung herbeiführen können, wenn sie das wirklich wollen. In solchen Fällen ist es oft hilfreich, sich an einen qualifizierten Ratgeber zu wenden.

Selbst bei Partnerschaften, wo der Genitalsex beiden Seiten richtig und wünschenswert erscheint, ist der Orgasmus vielleicht gar nicht das angestrebte Ziel. Eine Frau brachte das folgendermaßen zum Ausdruck: »Die ganze Frage, ob ich zum Höhepunkt und/oder Orgasmus komme/gekommen bin oder nicht komme/nicht gekommen bin und was der Unterschied ist, hat mich jahrelang gequält und dazu beigetragen, daß ich mir schrecklich unzulänglich vorkam, und/oder ist sogar die Ursache dafür gewesen. Schließlich habe ich aufgehört, mir Gedanken darüber zu machen.«

Sie schrieb nicht, wodurch es ihr möglich war, das alles nicht mehr so wichtig zu nehmen. Ganz ähnliche Gefühle kommen in *Sex, the Facts, the Acts and Your Feelings*, einem kürzlich erschienenen Buch von Michael Carrera, zum Ausdruck.

Frage: Wenn ich einen Orgasmus habe, ist das sehr schön für mich, und ich genieße ihn. Aber was ich dabei empfinde, läßt sich keinesfalls mit dem vergleichen, was man in Zeitschriften und Büchern darüber liest. Sollte ich mich vielleicht an einen Facharzt wenden?

Antwort: Nein. Bei den meisten in der Literatur beschriebenen Orgasmen werden unrealistische Normen und Erwartungen aufgestellt. Unglaublich explosive Orgasmen werden uns vorgegaukelt, an denen wir unser eigenes Erleben messen. Dabei kommen wir zu dem Schluß, daß wir an das ›Ideal‹ bei weitem nicht heranreichen.

Wichtig ist für Ihr Sexualleben vor allem, daß es für *Sie* und *Ihren Partner* die Erfüllung bedeutet. Ihre sexuellen Empfindungen sind einzigartig und die Ihres Partners ebenso. Es ist auch Ihre ganz persönliche Eigenart, wie Sie auf Ihren Partner reagieren. Die Orgasmen, von denen Sie lesen, können sehr wohl idealisiert beschrieben sein, und selbst wenn die Berichte der Wahrheit entsprechen, handelt es sich um Erlebnisse anderer Menschen, die sich von den Ihren unterscheiden. Wenn Sie versuchen, Ihre Empfindungen denen anderer Menschen anzugleichen, über die Sie gelesen haben, so kann dies nur bewirken, daß Ihre Freude eingedämmt wird.[1]

Die sexuelle Betätigung sollte eine angenehme, erfreuliche Erfahrung sein und kein Leistungstest, bei dem ein bestimmtes Ziel vorgeschrieben ist. Die Lust, die Freude und das gemeinsame Erforschen und miteinander Teilen sind weit wichtiger als irgendein Endergebnis. Das Thema Sexualität umfaßt unsere elementarsten Gefühle und berührt uns in den empfindsamsten Bereichen unseres Wesens. Die neuen Erkenntnisse auf diesem Gebiet sollten uns nicht belasten.

Alice Ladas erinnert sich, wie sie als Kind zu Besuch in einem schön eingerichteten Haus mit verdächtig kahlen Wänden war. Sie konnte ihre Neugier nicht bezähmen und fragte, warum keine Bilder an den Wänden hingen. »Wenn wir uns keinen echten Rembrandt oder Rubens hinhängen können«, lautete die Antwort, »hängen wir uns lieber gar keine Bilder an die

Wände.« Dieses Bestreben, nur das Allerbeste gelten zu lassen (was immer das auch sein mag) oder immer nur Höchstleistungen zu erbringen, kann dem Guten und Positiven feindlich gegenüberstehen. Die besagten Leute standen auf dem Standpunkt: nur das Beste – oder gar nichts, und sie lebten in einem kahlen Haus.

In vielen Märchen, Sagen und historischen Mythen wird von den Fallstricken berichtet, die demjenigen in den Weg gelegt werden, der sich auf die Suche nach dem Besten begibt – ganz gleich, ob er aus niedrigen oder hehren Motiven handelt. Denken wir nur einmal an die Geschichte vom Fischer und seiner Frau. Der alte Mann fängt einen Zauberfisch, der ihn anfleht, ihn wieder freizulassen. Dafür will er dem ältlichen Paar drei Wünsche erfüllen. Sie wünschen sich eine kleine Hütte, ein Häuschen. Ihr Wunsch geht in Erfüllung. Doch die alte Frau ist noch nicht zufrieden und wünscht sich ein hochherrschaftliches Haus. Auch dieser Wunsch geht in Erfüllung. Nun wünscht sich die Frau einen Palast. Dieser ist jedoch nicht so großartig, wie ihre Träume ihr das vorgegaukelt haben, und so besteht sie darauf, daß ihr Mann sich noch ein viertesmal an den Fisch wendet und einen noch prächtigeren Palast fordert. Erzürnt über die Unersättlichkeit der Frau, bringt der Fisch das Paar wieder in die Lehmhütte zurück, die von Anbeginn an ihr Heim gewesen war.

Wir haben sicherlich alle Freunde, die von dem Streben nach Perfektion besessen sind und Magengeschwüre, Kolitis, Verstopfung und andere Leiden des Magen-Darm-Trakts haben. Immer mehr Frauen werden heutzutage von der Anorexie nervosa befallen, einer geheimnisvollen, schwer zu behandelnden Krankheit, die auch durch das Streben nach Höchstleistung zustande kommt und in diesem Fall dem Wunsch entspringt, die Dünnste zu sein.

Schriftsteller, Schauspieler und Lehrer, die das Beste in glühenden Farben schildern und darstellen, übermitteln ihrem Publikum ganz unbeabsichtigt die stillschweigende Botschaft, daß es alles andere als ideal lebt. Psychologen und Eheberater wissen ein Lied davon zu singen, wie viele Scheidungen zustande kommen, weil das Perfektionsstreben der Partner zum Lebensinhalt geworden ist und dem angestrebten Ideal doch nicht nahekommt. Die Partner ziehen es vor, sich zu trennen und zusammen mit einem neuen Partner weiter nach dem ›Besten‹ zu streben, statt auf dem bereits vorhandenen Guten aufzubauen.

Der Sex in jeder nur möglichen Form ist ein erregendes Thema, für das sich die meisten Menschen interessieren, selbst wenn es nicht die Sache selbst ist, sondern nur Worte oder Bilder, die sie beschreiben. In unserer westlichen Kultur ist unser Handeln hier seit langem von Tyrannei bestimmt. Der Tyrannei des Viktorianischen Zeitalters, der Tyrannei des Übergangs vom klitoralen zum vaginalen Orgasmus, der Tyrannei der Hauptrolle, die der Klitoris zugeschrieben wird, der Tyrannei, einen Orgasmus haben zu müssen, und vielleicht sogar der Tyrannei, sich sexuell betätigen zu müssen. Wir wollen uns nun nicht der Tyrannei im Hinblick auf den G-Punkt, die weibliche Ejakulation, den multiplen Orgasmus oder die männliche Prostata beugen, nur weil wir bei gewissen Aspekten der Sexualität zu einer neuen Synthese gelangt sind. Wir müssen stets bedenken, daß wir alle einzigartig sind und uns von allen anderen unterscheiden. Sogar wir selbst sind nicht immer die gleichen. Ein Reifeprozeß findet statt, der uns verändert. Keine zwei Menschen erfahren das Leben genau auf die gleiche Weise, obwohl es in vielen Bereichen natürlich Parallelen gibt.

Wir wissen zum Beispiel nicht einmal, ob alle Frauen zu einem Orgasmus fähig sind. Viele Frauen – wenn auch längst nicht alle – sagen aus, daß sie schon eine Art Höhepunkt erlebt haben. Viele Frauen, die ärztliche Hilfe in Anspruch genommen haben, konnten feststellen, daß sie daraufhin erstmalig in der Lage waren, einen Höhepunkt zu erreichen oder sogar intensiver mit einem Orgasmus zu reagieren. Doch bei manchen Frauen ändert sich gar nichts. Obwohl manche Sexualforscher behaupten, daß die Unfähigkeit, zum Orgasmus zu kommen, anomal ist, und Frauen, die Freude an der Sexualität haben, jedoch nicht zum Orgasmus kommen, sogar als unzulänglich bezeichnen, wissen wir von den betroffenen Frauen selbst, daß sie darüber anderer Ansicht sind. Darin werden sie von anderen angesehenen Sexualforschern unterstützt. So ist Helen Singer Kaplan[2] zum Beispiel davon überzeugt, daß das

Sexualverhalten ohne Orgasmus bei einer großen Anzahl von Frauen als normal gelten kann.

Auch der strittige Punkt der Befriedigung ist relevant. Viele Frauen berichten, daß sie mit ihrem Sexualleben völlig zufrieden sind, obwohl sie niemals einen Orgasmus haben. Seymour Fisher weist darauf hin, daß es »keine Beweise dafür gibt, daß die Fähigkeit, stets zum Orgasmus zu gelangen, für die Frau einen Ansporn bedeutet, häufig Geschlechtsverkehr anzustreben«.[3] Aber die *Befriedigung* im weitesten Sinne scheint ein solcher Ansporn zu sein. Zu dieser Schlußfolgerung ist ein anderer Sexualforscher im Zusammenhang mit der Erkenntnis gekommen, daß das emotionelle Sichhingezogenfühlen zu einem Partner als erfreulichster und wichtigster Aspekt der Sexualität gilt und einen viel höheren Stellenwert einnimmt als das regelmäßige Erreichen von Orgasmen.[4]

Ein männlicher Patient fragte vor kurzem:
Wollen Sie etwa behaupten, ich dürfte nicht böse auf Jennifer sein, wenn sie keinen Orgasmus hat? Ich will schließlich nicht, daß sie nur Verkehr mit mir hat, um mir einen Gefallen zu tun. Wenn sie nicht kommt, muß ich das doch aber denken.

Worauf Jennifer erwiderte:
Das ist doch Unsinn. Manchmal komme ich eben und manchmal nicht. Das hängt von so vielem ab. Aber eines kann ich dir sagen: Manchmal erreiche ich den Höhepunkt nicht, fühle mich dir aber herrlich nah. Und manchmal habe ich einen Orgasmus und fühle mich dir längst nicht so nah. Ersteres ist mir viel lieber. Also laß mich schon in Ruhe. Ob ich komme oder nicht, ist gar nicht so wichtig. Man kann doch nicht auf Kommando einen Orgasmus haben. Hör endlich auf, das so wichtig zu nehmen.

Eine zweiundvierzigjährige Frau berichtete: »Einige der ekstatischsten Erlebnisse meines Lebens gipfelten nicht in einem Orgasmus.«

Sexuelle Betätigung ist kein olympischer Wettstreit, bei dem die Bestleistungen mit Gold-, Silber- und Bronzemedaillen belohnt werden. Ganz im Gegenteil! Hinreichend informiert und unterstützt, kann jeder seine eigene Methode entwickeln, den Sex zu genießen und Befriedigung zu erlangen, kann jeder gewinnen.

Eine fünfundzwanzigjährige Frau sagte aus:

Ich erreiche den Höhepunkt, wenn Mark meine Klitoris bearbeitet, aber viel befriedigender ist für mich dieses Dahinschmelzen (das ich mit Liebe gleichsetzen möchte), wenn er in mir ist. Dabei komme ich nur sehr selten zum Orgasmus, doch würde ich dieses Erlebnis jederzeit einem Orgasmus vorziehen, der durch Stimulieren der Klitoris zustande kommt.

Im *Hite-Report* jagen sich einander widersprechende Aussagen von Frauen über den Orgasmus: »Wer auch immer gesagt hat, ein Orgasmus sei für eine Frau nicht wichtig, kann nur ein Mann gewesen sein.« Dann wieder heißt es: »Die Frauen stehen jetzt sehr unter Druck. Von ihnen werden Orgasmen erwartet, besonders beim Geschlechtsverkehr.« Shere Hite hat beobachtet, daß sich einige Frauen entschieden gegen diesen Leistungsdruck und dieses Ansinnen zur Wehr setzen, doch auch von der Gesellschaft wird ein Druck auf sie ausgeübt, der besagt, daß nur eine Frau, die Orgasmen hat, eine ›richtige‹ Frau ist. Andere Frauen hingegen kamen zu dem Schluß, daß der Orgasmus beim Sex gar nicht so wichtig ist.[5]

Man findet leicht Frauen, die sich irgendeine dieser Auffassungen zu eigen machen. Manche neigen sogar dazu, alle zu bejahen. Die achtundvierzigjährige Greta, die zum zweitenmal verheiratet ist, sagte aus:

Wenn ich wochenlang keinen Orgasmus habe, fühle ich mich schrecklich und John auch. Ich fühle mich dann gar nicht mehr richtig als Frau, wenn ich auch weiß, daß das Unsinn ist. Warum sind wir nur so gebaut, daß die Männer beim Verkehr fast immer ganz leicht zum Höhepunkt gelangen, während das bei Frauen gar nicht immer so sicher ist?

Manche Theoretiker nehmen an, daß dieses Phänomen kulturell bedingt ist. Diese Auffassung läßt sich noch nicht beweisen, weil wir noch nicht über genügend Material anderer

Kulturen verfügen. Wir wissen jedoch, daß heutzutage viele Frauen berichten, multiple Orgasmen zu erreichen, während sich manche Männer entschließen, eine Form des Sex auszuüben, wobei der Verkehr nicht unbedingt in einer Ejakulation gipfelt und die ihnen zuweilen auch multiple Orgasmen beschert. Ein paar Männer sagen aus, der Lustgewinn sei hierbei sogar noch größer als beim Verkehr mit einer Ejakulation.[6]

In ihrem Buch *The Sexual Self* erinnert uns die Psychiaterin Avodah Offit, Doktorin der Medizin, an folgendes: »Wer wir sind und woran wir glauben, erfahren wir, wenn wir beobachten, wie wir handeln, denken, träumen und sexuell empfinden. In unserem Sexualverhalten drückt sich unser ursprüngliches Wesen aus.«[7] Ansonsten beschreibt sie in ihrem Buch ausführlich, mit welchen Problemen und Schwierigkeiten die Menschen je nach Persönlichkeitsstruktur zu kämpfen haben. Wie in vielen Büchern über psychiatrische Diagnostik, wird auch hier mit besonderem Nachdruck auf die negativen Aspekte hingewiesen.

Da sich die meisten Menschen in die eine oder andere der beschriebenen Kategorien einordnen lassen und da die Probleme, nicht aber die positiven Aspekte eines jeden Typs besonders hervorgehoben werden, ersteht vor unseren Augen das Bild einer Welt, in der niemand gewinnen und niemand Lust, Befriedigung oder Freude erfahren und erleben kann, außer vielleicht ganz flüchtig. Wenn es so ist, wie sollen wir uns dann die vielen tausend Zuschriften zufriedener Paare erklären, die ganz für sich und in der Stille ihr sexuelles Potential erforscht und genossen haben?

Es kommt eben darauf an, was für eine Brille der Beobachter trägt. Was für fundamentale Erkenntnisse uns das Leben auch vermittelt – wenn man die Welt als irdisches Jammertal betrachtet, kann kaum Freude und Gelächter aufkommen. Es mag ebenso unrealistisch sein, die positiven Aspekte herauszustreichen, doch trägt diese Einstellung zumindest zur Entspannung des autonomen Nervensystems bei, das ohne Kontrolle des Bewußtseins arbeitet und uns das Leben leichter macht, so daß wir Lust empfinden und Freude daran haben.

Ganz gleich, wie es sich nun mit dem Orgasmus bei den Frauen verhält – ob nun bei allen Frauen alle Arten möglich sind, ob manche Frauen den einen und andere die zweite Art haben können, ob die Frauen sexuell frustriert sind, wenn sie nicht zum Höhepunkt kommen, und einige auch ohne Höhepunkt oder Orgasmus ganz zufrieden oder mitunter gar glücklich sind –, eines steht auf jeden Fall fest: Wird Druck auf einen ausgeübt, wobei das autonome Nervensystem eine Rolle spielt, so tritt oft die gegenteilige Wirkung ein. *Niemand kann durch reine Willenskraft einen Orgasmus provozieren.* Aufgrund des unterschiedlichen Endokrinhaushalts, der unterschiedlichen Hirnbeschaffenheit und der grundverschiedenen Lebenserfahrungen gibt es kein einheitliches Schema für das Sexualverhalten.

Der Orgasmus hängt wie das Stillen eines Säuglings von vielen Faktoren ab, mit denen der Körper allein fertig wird, wenn man ihn nicht daran hindert. Genau wie der beim Stillen so wichtige Entspannungsreflex nicht eintritt, wenn man Angst hat (der Seelenfrieden muß garantiert sein – selbst wenn Milch vorhanden ist, beginnt sie erst zu fließen, wenn sie durch Anspannung und Zusammenschnürung von Muskeln und Nerven nicht mehr blockiert wird), so läßt sich auch die Freude und Lust am Genitalsex nicht mit einer Gemütsverfassung in Einklang bringen, der ein Leistungsprinzip zugrunde liegt.

Alles geht viel leichter und natürlicher vonstatten, wenn man den Sinnesapparat arbeiten läßt, ohne sich einzumischen. Damit wollen wir den Wert des Wissens und der Erkenntnisse nicht in Abrede stellen. Auch diese sind für ein gesundes Sexualleben von größter Bedeutung. Aber der bloße Gedanke, etwas leisten zu müssen, eine Höchstleistung erbringen zu müssen, steht der Lust im Wege und verhindert damit den Genuß der Sexualität.

Der berühmte Tenor Luciano Pavarotti erzählt, er wäre mit sechsundzwanzig Jahren als Sänger so wenig gefragt gewesen, daß er eine ganze Reihe von Lieder- und Arienabenden gab, ohne Gage dafür zu verlangen. Der vorletzte Abend »war eine Katastrophe. Ich sang wie ein Bariton, der gerade erwürgt wird«. Er beschloß, das Singen nach dem letzten Konzert aufzugeben. Doch als er den Kampf aufgegeben hatte, sang er beim letzten Konzert so herrlich, daß dies der Beginn seiner großen Karriere als Sänger war.[8]

Die Berührungsübungen, die Masters und Johnson entwikkelt haben, um Paaren zu helfen, bestimmte sexuelle Schwierigkeiten zu überwinden, legen den Männern und Frauen nahe, ihr Hauptaugenmerk auf den ganzen Ablauf und nicht nur auf das Endergebnis zu richten. Im wesentlichen besteht die Methode darin, daß die Paare angewiesen werden, einander abwechselnd zu berühren, zunächst unter Ausschluß der erogenen Zonen, später auch da, wo der Partner besonders leicht sexuell erregbar ist. Zunächst soll der so Berührte nur einmal die Empfindung auf sich wirken lassen, später kommt es dann auch zu einem Feedback, bei dem der Partner der Nutznießer ist. Auf diese Weise können die Partner einander, ohne Kritik zu üben, mitteilen, was sie nicht mögen und was für sie einen besonderen Lustgewinn bedeutet. Diese Erfahrungen sollen noch eine ganze Weile nicht im Geschlechtsverkehr gipfeln. Wie jeder Zen-Meister weiß, gelangt man oft mühelos ans Ziel, wenn man sich ganz auf den Vorgang insgesamt konzentriert. In *The Inner Game of Tennis* erklärt Timothy Gallwey: Beim inneren Training lernt der Spieler die Kunst der entspannten Konzentration höher als alles andere einschätzen. Er entdeckt die richtige Basis des Selbstvertrauens, und er lernt, daß das Geheimnis, ein jedes Spiel zu gewinnen, darin besteht, nicht zu sehr nach dem Sieg zu streben. Der Spieler nimmt sich vor, ganz spontan zu spielen, was nur möglich ist, wenn er ganz gelassen ist und Körper und Seele eine harmonische Einheit bilden. Es gibt einen weit natürlicheren und wirkungsvolleren Lernprozeß, als die meisten ahnen – mit dessen Hilfe sich fast alles bewältigen läßt. Es ist der gleiche Vorgang, durch den wir laufen und sprechen gelernt, den wir aber schnell wieder vergessen haben. Dabei spielt das sogenannte ›Unbewußte‹ eine größere Rolle als das ›Bewußtsein‹, das uns mit voller Absicht handeln läßt. Rückgrat- oder Rückenmarksbereich des Nervensystems sowie der Mittelhirnbereich spielen eine größere Rolle als die Hirnrinde. Dieser Prozeß braucht nicht erlernt zu werden, wir beherrschen ihn bereits. Wir brauchen uns nur noch die Angewohnheiten wieder abzugewöhnen, mit denen wir dagegen einschreiten, und dann einfach den Dingen ihren Lauf zu lassen.[9]

Was ist überhaupt das ›Beste‹? Es ist eine Illusion, das Absolute, ist unerreichbar. Ein namhafter Kunsthändler erzählte uns, er habe Bilder vor einem ebenso namhaften Maler retten müssen, der seine Gemälde nie zu Ende bringt, weil er sie in seinem Streben nach Perfektion immer wieder überarbeitet. Dieser Kunsthändler sagte über das ›Beste‹ folgendes aus:

Das Wort bedeutet Perfektion. Das ist heimtückisch, dekadent und langweilig. Das ›Beste‹ ist ein Werturteil, man muß sich jedoch fragen, von welcher Warte aus da geurteilt wird.

Das ›Beste‹ ist idealistisch. Mit dem ›Guten‹ befindet man sich auf sicherem Boden. Das ›Beste‹ ist verräterisch. Es ist besser, das Gute zu genießen, als beim Besten zu versagen. Es ist nichts dagegen einzuwenden, daß man das Beste anstrebt, es ist jedoch gefährlich, es auch zu erreichen. Wenn man das Ziel erreicht hat und nach nichts mehr strebt, gerät man in ein Vakuum. Das Beste zu erreichen, bedeutet an einem Punkt angelangt zu sein, an dem es nicht mehr weitergeht. Ankommen darf man nie, sonst erlischt der Lebensfunke.

Der Polarstern ist ein Leitstern, aber kein Zielpunkt. Wenn der Held und die Heldin aus Hemingways ›Wem die Stunde schlägt‹ die Welt auch einmal aus den Angeln gehoben haben, so bedeutet das noch lange nicht, daß das jedesmal geschieht, wenn ein Liebespaar Verkehr miteinander hat. Normen aufzustellen und seine Forderungen danach auszurichten, sind ein sicheres Mittel, um sich unglücklich zu machen. Es ist schön, wenn man die Welt aus den Angeln heben kann, doch darf man das nicht erwarten oder verlangen. Es kann alles vereiteln, wenn man fest damit rechnet.

Doch kann man einiges bessern. Es ist möglich und auch realistisch, ganz allmählich auf den Fortschritt hinzuarbeiten. Gute Yogalehrer raten ihren Schülern, sich nur mit sich selbst zu vergleichen und in dem Tempo vorzugehen, das man als richtig erkannt und sich selbst auferlegt hat. Zufriedene Menschen neigen dazu, sich bescheidene Ziele zu setzen und schrittweise darauf hinzuarbeiten. So ist die Wahrscheinlichkeit gegeben, daß sie ihr Ziel tatsächlich erreichen. Unzufriedene Menschen setzen sich oft großartige Ziele, versuchen das ›Beste‹ zu erlangen, wenn Sie so wollen. Es ist jedoch sehr unwahrscheinlich, daß sie ihr Ziel erreichen. Dann sind sie untröstlich oder deprimiert, wenn sie versagt haben.

Der oder das Beste ist natürlich auch noch in einem anderen Zusammenhang der Feind des Guten. Der Sieger bei einem Wettkampf ist unzweifelhaft der Beste, doch genaugenommen wird er dadurch zum Feind der vielen guten Mitstreiter, die nicht gewonnen haben und vielleicht auch nie gewinnen werden. Sie befinden sich damit in einer ganz besonderen Lage. Die Kennedy-Kinder, besonders die Jungen, wurden zu den ›Besten‹ erzogen. Mehrere haben für ihren Ehrgeiz einen hohen Preis bezahlen müssen.

Wo es wie beim Sex nicht um einen Wettstreit geht, ist das, was man beim Streben nach dem Besten riskiert, vermutlich nicht einmal lohnend – denn schon die Verfolgung kann vom Ziel ablenken. An einem gewissen Punkt liegt das Geheimnis des Erfolges oft darin, daß man sich gar nicht bemüht. Mangelndes Streben ist der Schlüssel zum Biofeedback-Entspannungstraining, der Schlüssel zur Meditation, der Schlüssel zur Kunst der Kriegsführung. Hans Selye, Doktor der Medizin und Vater der Streßforschung, rät uns zuzugeben, daß es keine Perfektion gibt…

Den Fehler begehen wir nicht, indem wir ein Urteil fällen. Das tun alle. Unsere Urteile basieren jedoch oft auf unrealistischen oder übermäßigen Kampfkraftnormen. Wenn Sie zum Beispiel ein Läufer sind, der eine Meile in 8 Minuten rennt, versuchen Sie vielleicht, die Meile in nur 7½ Minuten zurückzulegen. Damit hätten Sie sich vermutlich ein vernünftiges Ziel gesetzt. Wenn Sie jedoch statt dessen versuchen, den Marathonlauf von Boston zu gewinnen, nehmen Sie sich etwas Unrealistisches vor und werden höchstwahrscheinlich enttäuscht, wenn Sie nicht den richtigen Körperbau und genügend Talent haben und bereit sind, das erforderliche Körpertraining auf sich zu nehmen. Wenn man die gleiche Logik auf den Sex anwendet, indem man versucht, praktisch über Nacht zu einem Menschen mit multiplen Orgasmen und Ejakulationen zu werden, wenn man dazu physisch oder geistig nicht in der Lage ist, so kann das auch nur schlecht enden.

Dann gibt es noch das Syndrom ›die Kirschen in Nachbars Garten‹. Ist mein Nachbar, mein bester Freund oder meine Frau besser dran als ich? Wer sich das fragt, gibt sich leicht einer Täuschung hin und hat in Wahrheit keine Ahnung, was in dem anderen wirklich vorgeht. Vielleicht führt der Nachbar oder die Nachbarin tatsächlich die beste Ehe, hat die begabtesten Kinder und die großartigsten Orgasmen. Und doch können Sie nicht wissen, ob Sie nicht etwas anstreben, das nicht an das heranreicht, was Sie bereits besitzen. Selbst wenn ›die Kirschen in Nachbars Garten‹ tatsächlich besser schmecken und das Gras dort wirklich grüner ist, hilft es Ihnen nicht, wenn Sie Vergleiche ziehen.

Für viele Menschen ist der Sex eine Betätigung, die in einen Wettstreit ausartet. Es ist jedoch angebrachter, ihn als etwas zu betrachten, was jeder ausüben und genießen kann. Bilden Sie sich nicht ein, daß sich immer nur die anderen die Rosinen aus dem Kuchen picken. Sie können natürlich dieses Buch lesen und sich dann sagen: ›Ich sollte eigentlich wie alle anderen viel öfter Ejakulationen und viel bessere Orgasmen haben.‹ Sie können aber aus diesem Buch auch den Schluß ziehen, daß es noch Bereiche gibt, die zu erforschen sich lohnt. Vielleicht haben Sie aus diesem Buch so manches gelernt, was Sie noch nicht wußten. Daraufhin beschließen Sie möglicherweise, festzustellen, ob diese Dinge für Sie und Ihren Partner bzw. Ihre Partnerin im Bereich des Möglichen liegen. Wenn Sie sich dabei allerdings auf das ›höchste Sexualerlebnis‹ versteifen, werden Sie sicher enttäuscht und machen die gewünschte Erfahrung nicht.

Psychologen, Psychiater und Kliniker stehen auf dem Standpunkt, daß unser Wesen, unser Charakter den Parameter unseres Sexualverhaltens bestimmt. Der Charakter ändert sich nicht so leicht. »Unsere Persönlichkeitsstruktur entwickelt sich der Behandlung entsprechend, die uns durch unsere Eltern zuteil wurde«, sagte Avodah Offit.[10] Wir brauchen wohl nicht darauf hinzuweisen, daß niemand mehr etwas an dem ändern kann, was unsere Eltern uns früher mitgegeben haben, wenn sich auch unsere Einstellung dazu ändern kann. Doch die Therapeuten machen uns immer wieder klar, daß selbst das schon äußerst schwierig ist.

Trotzdem sind wir der Auffassung, daß ziemlich viele Menschen mit Hilfe der durch dieses Buch vermittelten Erkenntnisse ihr Leben ändern und bessern können. Briefe aus dem ganzen Land bestätigen uns darin. Die Zuschriften lauten zum Beispiel: »Jetzt, wo ich weiß, daß manche Frauen lieber vaginal als klitoral stimuliert werden, brauche ich nicht mehr zu befürchten, daß mit mir irgend etwas nicht stimmt.« Oder: »Jetzt weiß ich, daß Ejakulationen bei vielen Frauen an der Tagesordnung sind und zweifle nicht mehr an mir.« Oder auch: »Jetzt weiß ich, daß der Muskeltonus ein sehr wichtiger Faktor bei meiner Reaktion ist. Daher bemühe ich mich, meinen PC-Muskel zu kräftigen. Seitdem fühle ich mich nicht mehr hilflos und brauche mich nicht mehr wegen meines mangelhaften Reaktionsvermögens zu schämen.« Männer schreiben uns: »Jetzt, wo ich weiß, daß viele Männer die Stimulierung der Prostata der des Penis vorziehen, wage ich auch meine Partnerinnen darum zu bitten.« Das sind nur einige Beispiele.

Die meisten Menschen haben noch nie Therapeuten oder Kliniker aufgesucht und werden das auch niemals tun. Entweder haben sie keine Probleme, oder ihnen fehlt die Motivation, die Gelegenheit oder auch das Geld. Trotzdem möchten sie vielleicht ihr Sexualverhalten ändern oder verbessern bzw. bereichern. Vielleicht kommen Sie durch klitorale Stimulierung zum Höhepunkt oder Orgasmus, würden aber gern experimentieren, um festzustellen, ob auch ein vaginaler Orgasmus im Bereich Ihrer Möglichkeiten liegt. Vielleicht würden Sie es gern mit einer anderen Stellung versuchen, oder Sie möchten lernen, freier zu atmen und Ihr Becken zu bewegen. Vielleicht sind Ihre inneren oder äußeren Beckenmuskeln chronisch kontrahiert, und Sie möchten feststellen, ob sich das nicht ändern läßt. Es kann aber auch sein, daß Sie und Ihr Partner mit Ihrer klitoralen Reaktion ganz zufrieden sind.

Es gibt auch Menschen, die noch nie einen Orgasmus irgendeiner Art gehabt haben (wie in diesem Buch beschrieben), die aber trotzdem mit ihrem Sexualleben und ihrem Partner ganz zufrieden und nicht daran interessiert sind, sich mit Experimenten abzugeben. Auch das ist in Ordnung.

Vielleicht gehören Sie zu den Frauen, die durch sexuellen Kontakt ungeheuer erregt werden und unentwegt das Gefühl haben, zu kommen. Doch dazu kommt es nie. Wenn das der Fall ist, helfen Ihnen die Informationen in diesem Buch vielleicht, und Sie können Ihr Problem mittels konstruktiver Anregungen überwinden.

All die Aufregung und das Gerede über Sexualität, womit wir in den verflossenen Jahrzehnten bombardiert worden sind, war nicht immer nur befreiend, sondern es hat auch bei vielen Menschen Zwangsvorstellungen ausgelöst. Nicht nur junge Leute bekamen dadurch vielleicht den Eindruck, daß ein aktives Sexualleben sein muß oder ›in‹ ist, auch ältere Leute sind dadurch zu der Auffassung gelangt, daß mit ihnen irgend etwas nicht stimmen kann, wenn sie sich nun nicht mehr sexuell betätigen.

Es war zumeist von Frauen die Rede, doch für Männer gelten ähnliche Maßstäbe. Wie auch die Frauen, so wollen und müssen sich auch manche Männer sexuell sehr stark betätigen. Manche Männer haben Orgasmen, die den ganzen Körper einschließen – bei anderen dagegen spielt sich der Orgasmus ausschließlich im Genitalbereich ab. Manche möchten lernen, multiple Orgasmen zu haben. Andere möchten die sexuellen Empfindungen erleben, die durch die Stimulierung ihrer Prostata ausgelöst werden. Wieder andere möchten gern im Arm gehalten und gestreichelt werden. Aber für viele Männer sind alle diese Dinge ganz einfach irrelevant und unwichtig. Eine *optimale* Methode existiert also nicht. Es gibt *viele* gute und befriedigende Arten, sein Leben zu gestalten.

Eines ist sicher – wie in allen anderen Bereichen, so steht uns auch auf dem Gebiet der Sexualität eine Vielfalt von Möglichkeiten zur Verfügung. Kinsey war ein Pionier. Er hat uns gesagt, wer was mit wem macht. Ist eine Methode besser als eine andere? Wer könnte sich da in bezug auf andere Menschen ein Urteil anmaßen? Obwohl wir unser Leben weitgehend unserem biologischen Erbe entsprechend gestalten, sowie aufgrund unserer Persönlichkeitsstruktur und unserem kulturellen Background, können wir unser Sexualverhalten ganz nach Belieben gestalten, so daß es uns befriedigt und anderen nicht schadet. Wenn es sich so verhält, brauchen wir es nicht in Frage zu stellen, nicht zu bewerten und auch keine Vergleiche zu ziehen.

Höchstwahrscheinlich werden viele Frauen und Männer, die dieses Buch gelesen haben, die Orgasmusmöglichkeiten durch Stimulierung des G-Punktes erforschen wollen und auch feststellen, wie es um die weibliche Ejakulation steht. Sie werden mehr über ihren Muskeltonus oder ihre Prostata in Erfahrung bringen wollen. Viele werden wissen wollen, ob sie ihrem Repertoire auf dem Gebiet der Sexualität um der Lust und der Abwechslung willen noch etwas hinzufügen können. Ziehen Sie den größtmöglichen Nutzen aus diesen Erkenntnissen. Lassen Sie sich durch sie informieren, leiten und ermuntern. Lassen Sie sich auf gar keinen Fall dadurch tyrannisieren und sich nicht vorschreiben, wie Sie sein und was Sie tun oder fühlen sollten.

Solange Sie nicht vergessen, daß ›das Beste der Feind des Guten‹ ist, kann das Gute jederzeit das Beste werden, weil es dabei um *Ihre* ureigenen Erfahrungen geht.

ANHANG

Anhang A

Hilfsgeräte zum Training des Pubococcygeus-Muskels

Das ursprüngliche Perineometer Kegels wurde mittels Luftdruck betrieben. Mit seiner Hilfe konnte man die physische Verschiebung der Vaginalwände unter dem Einfluß der sie umgebenden Pubococcygeus-Muskeln messen. Beim Vaginalmyographen dagegen wird die elektrische Aktivität des Pubococcygeus-Muskels selbst direkt gemessen.

EMG ist die Abkürzung für ›elektro-myographisches‹ Biofeedback. Es ist erst im Laufe der letzten zehn Jahre zu einer Form der Therapie geworden. Wenn die EMG-Sensoren über einem Muskel placiert werden, so spüren sie die minimalen elektrischen Aktionsspannungen auf, die zustande kommen, wenn Muskelfasern von den Nerven aktiviert werden. Die Gesamtheit dieser winzigen Aktionsspannungen in Mikrovolt gemessen ergibt den genauen Wert der gesamten Muskelaktivität.

EMG wird jetzt sehr viel bei der Rehabilitation der Muskeln von Gelähmten oder Patienten benutzt, die einen Schlaganfall erlitten haben. Früher hatten die Forscher Schwierigkeiten, die Sensoren, die einen Durchmesser von 2,5 cm hatten, an der Vaginalwand zu befestigen. Die Sonde des Vaginalmyographen, unter der Handelsbezeichnung ›elektronisches Perineometer‹ erhältlich, bedeutet eine Lösung, die vielen Therapeuten für den Hausgebrauch und in der Praxis angebracht erscheint. Näheres über das elektronische Perineometer erfahren Sie durch Health Technology, Inc. (262 Percival Avenue, Kensington/Connecticut 06037). Health Technology fördert auch ein

Trainingsprogramm im Hinblick auf die Techniken der Vaginalmyographie, das Fachleuten alljährlich in verschiedenen Städten geboten wird.

Das elektronische Perineometer kann zusammen mit jedem der im Handel erhältlichen EMG-Biofeedback-Geräte benutzt werden.

Erst vor kurzem sind noch zwei neue Geräte auf den Markt gekommen, die dafür gedacht sind, daß man sie zusammen mit dem elektronischen Perineometer einsetzt, um die Aktivität der Vaginalmuskeln zu messen und sie, wie in diesem Buch beschrieben, zu trainieren. Das klinische Perineometer ist so konstruiert, daß es lückenlose Diagnosewerte im Hinblick auf Stärke, Spannung und Beherrschung des PC-Muskels liefert. Dazu gehört auch ein Direktschreiber für die Kurven (wie beim EKG). Mit Hilfe der Aufzeichnungen können die Muskelkontraktionen genau untersucht werden. Das Biofeedback für Trainingszwecke liefern ein Lichtstreifen und ein hörbarer Ton. Das Privatperineometer, also das Gerät für den Hausgebrauch, hält man in der Hand. Der Patient kann es mit nach Haus nehmen und während der ersten Wochen des PC-Muskeltrainings benutzen. Auch zu diesem Modell gehören ein Lichtstreifen und der Ton für das Biofeedback. Der Sensor des elektronischen Perineometers gehört bei beiden Instrumenten dazu (ebenfalls über Health Technology erhältlich).

Kegel empfahl, bei seinem Muskeltrainingsprogramm immer einen ›Widerstand‹ zu benutzen, wenn dies aus medizinischen Gründen ratsam erschien – aber auch in Fällen schwerer Muskelschwäche oder Atrophie. Jetzt gibt es ein neues Gerät aus Hartgummi, das während der Übungen gut in die Vagina paßt. Es nennt sich Femtone Isometric Vaginal Exerciser und ist erhältlich über das J. & L. Feminine Research Center (2509 North Campbell Avenue, Suite 196-Gl, Tucson/Arizona 85719).

Obwohl der Femtone Exerciser eigentlich für Frauen geplant war, die ihre PC-Muskeln trainieren wollen, werden mit einem Hartgummi ›Dildo‹ oder künstlichen Penis die gleichen guten Resultate erzielt. Diese bekommt man für gewöhnlich in Sexshops.

Anhang B

Überblick, Tabellen und Schlußfolgerungen

Aus *Women and Bioenergetic Analysis* von Alice Kahn Ladas
und Harold Ladas

Sexuelle Überzeugungen, Erfahrungen und Praktiken von 134
Frauen (Mitglieder des Institute for Bioenergetic Analysis –
eine neofreudsche körperorientierte Psychotherapie)

Überblick
Ein Fragebogen wurde 198 Frauen zugeschickt, allen weiblichen Mitgliedern des Institute for Bioenergetic Analysis im
Jahre 1977. Diese Einrichtung ist eine neofreudsche körperorientierte psychotherapeutische Trainingsvereinigung. Sechsundachtzig Prozent (134 Frauen) schickten die Fragebögen
ausgefüllt zurück. Die Fragen betrafen die Auswirkungen auf
die Befragten selbst und ihre Patienten, eine Bewertung der
Ansichten über die Bioenergetiktheorie wurde erbeten, außerdem wurde nach den sexuellen Überzeugungen, Erfahrungen
und Praktiken gefragt. Der Schwerpunkt lag dabei vor allem auf
heterosexuellen Erfahrungen und Überzeugungen.

Wie vorauszusehen, sagten 81 Prozent der Befragten aus, ihr
Sexualleben habe sich im Anschluß an die Therapie gebessert.
Wider Erwarten waren bis zu 87 Prozent der Befragten mit einer
oder auch mehreren Theorien von Alexander Lowen, Doktor
der Medizin und Begründer der Bioenergetikanalyse, nicht
einverstanden, da sie auf die Sexualität der Frau zutreffen. Zwar
berichteten 73 Prozent der Einsenderinnen, daß sie vaginale
Orgasmen haben, doch 87 Prozent halten die Klitoris trotzdem
für wichtig und finden, auch sie sollte eine Rolle spielen.

Tabelle 1
*Auswirkung der bioenergetischen Analyse auf die Frauen bei
der wissenschaftlichen Untersuchung (Anzahl = 134)*

Ausgangspunkt (gefragt)	relativer Prozentsatz der Frauen, für die es eine Hilfe ist	justierter Prozent- satz**
Selbstbehauptung	89	94
Atmen	89	94
Selbstachtung	86	93
Fähigkeit, Lust zu empfinden	86	92
Fähigkeit zu lieben	83	89
physisches Wohlbefinden	79	74
Fähigkeit mit Depressionen fertigzuwerden	79	84
verminderte chronische Muskelspannung	77	83
Energielevel	77	83
Zusammenfallen von sexuellen und zärtlichen Empfindungen	68	73
Unfreiwillige Bewegung beim Orgasmus	63	67
Finden eines Partners	45	49
Schlafschwierigkeiten	33	38
Menopause*	17	18
Menstruation	16	17
Wechselwirkung durch Kinder*	7	7
Fertigwerden mit unerwünschten Angewohnheiten wie z. B. Überessen	23	30
Rauchen	12	17
Freude am Stillen*	5	6
Ausgewählte Ernährungsmethode beim Säugling*	5	6

* Wurde zumeist mit ›nicht zutreffend‹ beantwortet

** angeglichen durch Abziehen der Teilnehmer an der Aktion, die nicht darauf geantwortet haben

Tabelle 2
Auswirkung der Bioenergetikanalyse auf das Sexualverhalten

Ausgangspunkt (Frage)	vor d. Analyse		nach d. Analyse		Änderung Prozentsatz
	ja	nein	ja	nein	
Erleben Sie den sexuellen Höhepunkt nach der Bioenergetikanalyse anders?			81	19	81
Wenn ja, in welcher Hinsicht? Empfinden Sie ganz allgemein körperlich mehr?			59		
Atmen Sie tiefer?			62		
Bewegt sich das Becken freier?			54		
Eher unwillkürliche Beckenbewegungen?			43		
Weniger Phantasievorstellungen?			23		
Schönere Empfindungen?			45		
Empfindungen vor allem tiefer in der Vagina?			41		
Sind Sie zum Orgasmus gekommen? (im Gegensatz zum sexuellen Höhepunkt)	51	49	80	20	29
Haben Sie an den Wänden Ihrer Vagina und tief in Ihrer Vagina eine Veränderung der Kraft und Energie verspürt?	44	56	66	34	22
Haben Sie Strömungen bemerkt?	36	64	76	24	40

Anmerkung:
Der Prozentsatz angeglichen durch Auslassen der fehlenden Aussagen zu einer gestellten Frage.

Tabelle 3
Die Frauen äußern sich zur Rolle der Klitoris

Frage	vor d. Analyse		nach d. Analyse	
	ja	nein	ja	nein
Sind Sie beim Verkehr ohne besondere klitorale Stimulierung zum Höhepunkt gelangt?	60	40	73	27
Durch den Geschlechtsverkehr mit klitoraler Stimulierung durch den Partner?	78	22	81	19
Durch Geschlechtsverkehr mit eigenhändiger klitoraler Stimulierung?	42	58	51	49
Durch klitorale Stimulierung ohne Geschlechtsverkehr?	83	17	87	13

Anmerkung:
Prozentsatz angeglichen durch Auslassen der fehlenden Aussagen zu einer gestellten Frage.

Tabelle 4
Zustimmung zur Bioenergetikanalyse-Theorie*

Theoretische Behauptung	sehr dagegen	dagegen	keine Meinung	ja	sehr einverstanden	insgesamt
›Der Mann ist die Verbindung der Frau mit der Außenwelt‹	62	24	4,5	3	1,5	86**
Stimulierung der Klitoris (direkt oder indirekt) beim Verkehr ist für die reife Frau nicht wichtig	51	36	2,4	10,3	5,3	87**
›Den klitoralen Orgasmus spürt man außen an der Vagina wie ein leises Kitzeln. Keine befriedigende Befreiung‹	43	35	5	10,0	1,5	78**
›Fühlbare Stimulierung an sich ist bei der erotischen Erregung kein ursächlicher Faktor‹	17	53	4	17,0	2,0	70**
Es ist oft eine Hilfe, wenn der Mann seinen Höhepunkt hinausschieben kann, bis auch die Frau soweit ist	6	6	10	58,0	19,0	77***
Viele Frauen müssen direkt oder indirekt klitoral stimuliert werden, um zum Höhepunkt zu gelangen	2	1	3	62,0	26,0	88***
Um das Wohlbefinden beider zu garantieren, täten die Männer gut daran, ihren Partnerinnen zu helfen, indem sie sie klitoral stimulieren, wenn das gewünscht wird	–	2	4	56,0	30,0	86***

Anmerkung: Prozentsatz angeglichen durch Auslassen der fehlenden Aussagen zu einem Thema.
*   wie von Alexander Lowen in *Love and Orgasm* ausgedrückt
**   sehr dagegen + dagegen (zusammen)
*** ja + sehr einverstanden (zusammen)

Fazit (Schlußfolgerung)

. Die Frauen in der Bioenergetikanalyse sind ganz offensichtlich nicht wirklich überzeugt. Das macht die positiven Ergebnisse der Untersuchung noch glaubwürdiger. Die Teilnehmerinnen an der Fragebogenaktion sind ganz sicher der Ansicht, daß sie und ihre Patienten von der Therapie der Bioenergetikanalyse profitiert haben, obwohl sie mit manchen Punkten der Theorie nicht einverstanden sind. Trotzdem und ungeachtet der Tatsache, daß in den Augen der Frauen einer der größten Pluspunkte bei der Bioenergetikanalyse die gesteigerte Fähigkeit zur Selbstbehauptung ist (89 Prozent), ist es ihnen nicht leichtgefallen, sich mündlich auf Tagungen oder schriftlich über das auszulassen, womit sie nicht einverstanden sind. Vielleicht ist das zum Teil ein politisches Problem.

Im Grunde genommen spiegeln die Probelme, die im Institute for Bioenergetic Analysis und seinen Zweigstellen auftauchen, die Schwierigkeiten wider, mit denen sich die Frauen ganz allgemein in unserer Gesellschaft herumzuschlagen haben. Zur Zeit überdenken wir alle die Rolle, die wir in sexueller Hinsicht spielen. Unser Denken wird stark beeinflußt von den Ideen, mit denen wir leben. Auch unser Handeln und unsere Vorstellungen sind von diesen Ideen geprägt. Es wird noch viel Zeit vergehen bevor wir wirklich beginnen, umzudenken und dann entsprechend anders zu handeln. Man kann diesen Prozeß auslösen und in Gang bringen, indem man miteinander spricht und sich anhört, was die anderen zu sagen haben, indem man den Dialog sucht. Vielleicht ist diese Abhandlung dabei eine Hilfe.

Eine Kopie dieses Schriftstückes von 27 Seiten erhalten Sie bei der Connecticut Society for Bioenergetic Analysis, 2804 Whitney Avenue, Hamden/Connecticut 06518 für einen Unkostenbeitrag von $ 3,–.

FRAGEBOGEN ZUR SEXUALITÄT DER FRAU
(NOCH IN ARBEIT)
BISHER AUSGEWERTET: 131
ALICE K. LADAS

Dieser Fragebogen dient Forschungszwecken und soll Informationen über die Einstellung von Fachleuten liefern. Es ist zu diesem Zeitpunkt nicht beabsichtigt, Hinweise auf die wichtigsten Tendenzen oder Abweichungen bei den Fachleuten zu geben. Die dickgedruckten Zahlen sind der Prozentsatz wenn nicht anders angegeben. Wenn die Prozente nicht 100 ergeben, haben ein paar Teilnehmer an der Aktion zusätzliche Kategorien eingeführt.

Anweisung:
Sind Sie eine Frau, so beantworten Sie alle Fragen selbst. Bei manchen Fragen geht es um den Partner. Sind Sie ein Mann, so beantworten Sie diese Fragen für Ihre Partnerin.

Eine Antwort auf jede Behauptung, wenn nicht anders angegeben.

Anzahl der Teilnehmer, die die Frage beantwortet haben

Mein Geschlecht:

1. **19** männlich   2. **81** weiblich   131

Ich bin:
1. **95** heterosexuell   2. **2** homosexuell
3.   **4** bisexuell   130

Falls Sie zwischen Höhepunkt und Orgasmus unterscheiden, sagen Sie uns bitte, worin für Sie der Unterschied besteht (machen Sie in der einen *oder* anderen Spalte ein Kreuz)

12 man atmet tiefer	**87**	60
10 Herz ist mehr beteiligt	**90**	61
3 unwillkürliche Kontraktionen erstrecken sich auf den ganzen Körper	**92**	63
10 es kommt zu unwillkürlichen Lauten	**80**	59
43 die unfreiwilligen Kontraktionen spielen sich in der Hauptsache im Beckenbereich ab	**50**	54
14 andere – nennen Sie sie	**57**	7

Befinden sich in der Vagina sensorische Nervenenden?
1. **56** ja 2. **16** nein 3. **28** weiß nicht   127

Gibt es in Ihrer Vagina eine besonders empfindliche Stelle (oder mehrere)? Kreuzen Sie an, was
zutrifft.
1. **78** ja 2. **12** nein 3. **10** weiß nicht   101
1. **31** 1 2. **40** 2   3. **29** mehr als zwei   55

Gibt es in der Vagina Ihrer Partnerin eine besonders empfindliche Stelle und wird diese beim
Verkehr stimuliert?
1. **71** ja 2. **14** nein 3. **14** manchmal   21

Ist eine Stelle Ihrer Vagina besonders empfindlich und wird diese beim Verkehr stimuliert?
1. **46** ja 2. **6** nein 3. **47** manchmal   93

In welcher Stellung wird diese Stelle am meisten
stimuliert? (Kreuzen Sie an, was zutrifft)*
67 Eindringen   **29** Eindringen von hinten –
von vorn   Frau auf dem Bauch
24 Frau kniet   **19** Eindringen von hinten –
Frau auf der Seite
5 Eindringen   **10** andere Möglichkeiten,
in den Anus   nennen Sie sie

Wenn in Ihrer Vagina eine sehr empfindliche
Stelle ist: kann sie manuell stimuliert werden?
1. **58** ja 2. **22** nein 3. **20** weiß nicht   95

Gibt es bei Frauen eine Ejakulation?
1. **32** ja 2. **28** nein 3. **39** weiß nicht   127

Haben Sie schon selbst Erfahrung mit der weiblichen Ejakulation gemacht?
1. **32** ja 2. **73** nein   111

Wenn eine Frau: Haben Sie Ejakulationen?
1. **12** ja 2. **37** nein 3. **39** bin mir nicht sicher
4. **12** manchmal   98

Haben Sie je befürchtet zu urinieren, wenn Sie
sexuell erregt waren?
1. **42** ja 2. **57** nein   125

Hat Ihre Partnerin je befürchtet, urinieren zu
müssen, wenn sie sexuell erregt war?
1. **16** ja 2. **81** nein   81

Haben Sie je geglaubt, beim sexuellen Höhepunkt uriniert zu haben?
1. **31** ja 2. **69** nein   127

Haben Sie je gedacht, Ihre Partnerin habe während des sexuellen Höhepunktes uriniert?
1. **11** ja 2. **88** nein   103

Haben Sie sich je den Höhepunkt verkniffen aus
Angst, urinieren zu müssen?
1. **17** ja 2. **81** nein   121

Was empfanden Sie, falls Sie glaubten, uriniert
zu haben?
1. **32** Zufriedenheit 2. **27** Scham
3. **39** Sonstiges   44

Was empfanden Sie, wenn Sie glaubten, Ihre
Partnerin habe uriniert?
1. **32** Zufriedenheit 2. **3** Scham
3. **9** Ekel 4. **56** Sonstiges   34

Wenn Sie eine Frau sind: erreichen Sie durch den
Geschlechtsverkehr den Höhepunkt, ohne daß
Ihre Klitoris gesondert stimuliert wird?
1. **40** ja 2. **25** nein 3. **35** gelegentlich   104
   Anmerkung: 40% + 35% = 75%!

Wenn Sie ein Mann sind: erreicht Ihre derzeitige
wichtigste Partnerin den Höhepunkt beim Ge-
schlechtsvekehr, ohne daß ihre Klitoris besonders stimuliert wird?
1. **63** ja 2. **29** nein 3. **4** gelegentlich   24

Machen Sie einen Unterschied zwischen einem
klitoralen und einem vaginalen Höhepunkt?
1. **55** ja. 2. **35** nein 3. **10** weiß nicht   129

Erleben Sie (oder Ihre Partnerin) den
1. **12** klitoralen Höhepunkt
2. **8** vaginalen Höhepunkt 3. **78** beide   107

Falls Sie (oder Ihre Partnerin) beide erleben, welcher ist Ihnen lieber?
1. **4** klitoral 2. **37** vaginal 3. **58** beide   97

Erleben Sie (oder Ihre Partnerin) mehr als eine
Art des vaginalen Höhepunktes?
1. **26** ja 2. **32** nein 3. **42** weiß nicht   107

Ist Ihr Höhepunkt (oder der Ihrer Partnerin) das
Ergebnis des Zusammenwirkens von klitoraler
und vaginaler Stimulierung?
1. **84** ja 2. **7** nein 3. **9** weiß nicht   121

Wenn ja, welche Art des Höhepunktes bevorzugen Sie (oder Ihre Partnerin)?
1. **6** klitoral 2. **22** vaginal
3. **34** gemischt 4. **35** alle drei   106
Anmerkung: 34% + 35% = 69%!

Gelangen Sie (oder Ihre Partnerin) infolge von
klitoraler Stimulierung
1. **33** zum Höhepunkt 2. **20** zum Orgasmus
3. **41** zu beiden zu verschiedenen Zeiten
4. **1** weder noch   111

Gelangen Sie (beziehungsweise Ihre Partnerin)
durch Eindringen in die Vagina zum
1. **8** Höhepunkt 2. **30** Orgasmus
3. **36** beidem zu verschiedenen Zeitpunkten
4. **23** weder noch   116

Gelangen Sie (beziehungsweise Ihre Partnerin)
bei gleichzeitiger Stimulierung der Klitoris und
Eindringen in die Vagina zum
1. **10** Höhepunkt 2. **34** Orgasmus
3. **43** beidem zu verschiedenen Zeiten
4. **9** nichts von alledem   117

Was ziehen Sie (beziehungsweise Ihre
Partnerin) vor:
1. **7** klitorale Stimulierung
2. **17** vaginale Stimulierung
3. **4** weder noch 4. **70** beides   122

Was ziehen Sie (beziehungsweise Ihre Partnerin)
vor:
1. **6** einen Höhepunkt 2. **49** einen Orgasmus
3. **41** beides zu verschiedenen Zeiten   108

Benutzen Sie (bzw. Ihre Partnerin) je ein Pessar
oder ist irgendwann je eins benutzt worden?
1. **63** ja 2. **37** nein   123

Wenn ja, haben Sie dann durch das Pessar den Höhepunkt beim Geschlechtsverkehr anders erlebt?

1. **20** ja 2. **25** nein 3. **21** manchmal
4. **34** weiß nicht   87

Wenn ja, inwiefern? (Kreuzen Sie an, was zutrifft.)*

11 bin nicht so leicht zum Orgasmus gekommen
6 bin überhaupt nicht zum Orgasmus gelangt
20 die Reaktion war nicht so intensiv
0 keine Ejakulation

Haben Sie (beziehungsweise Ihre Partnerin) je einen ›inneren‹ oder vaginalen Höhepunkt erlebt, ohne einen Orgasmus zu haben?

1. **30** ja 2. **18** nein 3. **50** weiß nicht   109

Wenn Sie (beziehungsweise Ihre Partnerin) eine besonders empfindliche Stelle in der Vagina haben, welche Faktoren spielen dann eine Rolle, damit sie geortet und stimuliert werden kann? (Kreuzen Sie alles an, was zutrifft.)

32 Penislänge des Mannes
25 Penisumfang des Mannes
33 Winkel des erigierten Penis
11 ob ich ein Pessar trage oder nicht
36 Benutzung der Finger
77 Stellung beim Geschlechtsverkehr
56 seelische Nähe zum Partner
55 Fähigkeit des Partners, das Becken zu bewegen
61 meine Fähigkeit, mein Becken zu bewegen

Wie muß der Penis beschaffen sein, mit dem der Mann die Stelle am leichtesten erreicht?

0 kurz **32** mittellang
44 lang **20** weiß nicht   50

Welche Penisstärke ist am günstigsten, wenn der Umfang des Penis beim Erreichen der Stelle eine Rolle spielt?
2 dünn **30** mittel **43** großer Umfang
25 weiß nicht   44

Wie kann die Stelle am besten stimuliert werden, falls das Pessar eine Rolle spielt?
1. **0** mit Pessar 2. **96** ohne Pessar   24

Wie kann die Stelle am besten stimuliert werden, wenn die Benutzung von Fingern eine Rolle spielt?
1. **51** mit den Fingern
2. **40** durch den Penis
3. **2** Sonstiges (bitte angeben)   47

Durch welche Position wird diese Stelle am ehesten stimuliert, wenn die Stellung eine Rolle spielt? (Kreuzen Sie alles an, was zutrifft.)*
49 Frau auf dem Mann
52 Mann auf der Frau (von Angesicht zu Angesicht)
16 Mann auf der Frau, wobei die Frau auf dem Bauch liegt
18 Mann auf der knienden Frau

Jeder zusätzliche Kommentar zu dem Fragebogen oder den Themen, die er berührt, ist uns sehr willkommen.

* Bei dieser Frage eher Anzahl der Teilnehmer als Prozentsatz.

Fazit (Schlußfolgerung)

Trotz der vorherrschenden Auffassung, die im Gegensatz und Widerspruch zu vielen in diesem Fragebogen angesprochenen Überzeugungen steht oder diese einfach ignoriert, wenn es zum Beispiel um eine besonders empfindliche Stelle in der Vagina, die weibliche Ejakulation, verschiedene Arten des Orgasmus geht, glaubt eine große Zahl von Fachleuten an die Existenz dieser Phänomene. Die Ergebnisse dieser Untersuchung bestätigen also noch zusätzlich die Schlußfolgerungen, die John Perry und Beverly Whipple im Labor gezogen haben, und lehren uns noch mehr über das Kontinuum vom Höhepunkt zum Orgasmus.

Quellennachweis

Einführung

1 Solomon E. Asch ›Studies of Independence and Conformity‹ (Unabhängigkeit und Konformismus), Seite 1–70. Alice K. Ladas: ›Breatfeeding: The Less Available Option‹ (Stillen: die unzugänglichere Lösung), Seite 317–346.

I. Eine neue Synthese

[1] Leah Schaefer: ›A History of the Society for the Scientific Study of Sex‹ (Die Gesellschaft aus der Sicht der Sexualforschung)

[2] Bücher ›niederer moralischer Gesinnung‹ wurden im viktorianischen England als Leitfaden für Sitten, Konventionen und Etikette der damaligen Zeit herausgebracht.

[3] Richard von Krafft-Ebing: ›Psychopathia Sexualis‹

[4] Sigmund Freud: ›Die Stimme Sigmund Freuds‹

[5] Sigmund Freud: ›Neue Folge der Vorlesungen zur Einführung in die Psychoanalyse‹

[6] Karen Horney: ›The Flight from Womanhood‹ (Die Flucht vor dem Frausein), Seite 72

[7] Margaret Mead: ›Male and Female‹ (Mann und Frau), Seite 217–218

[8] Edward Brecher: ›The Sex Researchers‹ (Die Sexualforscher), S. 105

[9] siehe Wardell B. Pomeroy: ›Taking a Sexual History‹

[10] Alfred C. Kinsey, Wardell B. Pomeroy, Clyde E. Martin und Paul H. Gebhard: ›Sexual Behavior in the Human Female‹ (Sexualverhalten der Frau), Seite 574–580

[11] Zwi Hoch: ›The Sensory Arm of the Female Orgasmic Reflex‹ (Weiblicher Orgasmus sensorisch gesehen), Seite 6

[12] Alice K. Ladas und Harold S. Ladas: ›Women and Bioenergetic Analysis‹ (Frau und Bioenergetik-Analyse), Seite 5–8

[13] Martin Weisberg: ›A Note on Female Ejaculation‹ (Anmerkung zur weiblichen Ejakulation), Seite 90

[14] J. Lowndes Sevely und J. W. Bennett: ›Concerning Female Ejaculation and the Female Prostate‹ (Zur weiblichen Ejakulation und weiblichen Prostata), Seite 10–15

[15] Edwin G. Belzer, Jr.: ›Orgasmic Expulsions of Women‹ (orgastische Absonderungen der Frauen), Seite 10–11.

II. Der Gräfenberg-Punkt

[1] Ernst Gräfenberg und Robert L. Dickinson: ›Conception Control by Plastic Cervix Cap‹ (Kontrazeption durch Cervixkappe aus Plastik), Seite 337–338.

[2] Ernst Gräfenberg: ›The role of Urethra in Female Orgasm‹ (Die Rolle der Urethra beim weiblichen Orgasmus), 1950, Seite 146

[3] Gräfenbergs Beobachtungen wurden auch in neuerer Zeit von Hoch bestätigt: »Es hat sich immer wieder erwiesen, daß die vordere Scheidenwand besonders empfindlich und erregbar ist, und zwar von einer schwächeren und doch sehr ähnlichen Intensität, wenn auch etwas von der der Klitoris abweichend… bei manchen Frauen zeigte es sich, daß die Stimulierung der vorderen Scheidenwand sogar noch stärker wirkte als eine direkte Stimulierung der Klitoris.« Zwi Hoch: ›The Sensory Arm of the Female Orgasmic Reflex‹, Seite 5.

[4] Ernst Gräfenberg: ›The Role of Urethra‹ (Die Rolle der Urethra), (1953) Seite 119

[5] A. C. Kinsey, W. B. Pomeroy, C. E. Martin und P. H. Gebhard: ›Sexual Behavior in the Human Female‹ (Sexualverhalten der Frau), Seite 580

[6] Ernst Gräfenberg: ›The Role of Urethra‹ (1953), Seite 118

[7] s. o., Seite 119

[8] Elaine Morgan: ›The Descent of Woman‹, Seite 85–86

[9] Ernst Gräfenberg: ›The Role of Urethra‹ (1953), Seite 119

[10] Bronislaw Malinowski: ›The Sexual Life of Savages‹ (Das Sexualleben der Wilden), Seite 398

[11] Eine von William Masters am 4. April 1981 beim Fourteenth National Meeting of the American Association of Sex Educators, Counselors and Therapists in San Francisco vorgelegte Abhandlung (14. Tagung der amerikanischen Vereinigung der Sexualerzieher, Sexualberater und Therapeuten).

[12] Federation of Feminists Women's Health Centers (Vereinigung feministischer Frauengesundheitszentren): ›A New View of a Woman's Body‹ (Eine neue Einstellung zum Körper der Frau), Seite 43

[13] Zwi Hoch: ›The Sensory Arm‹, Seite 6

[14] Gräfenberg: ›The Role of Urethra in Female Orgasm‹ (1950), S. 146

[15] Ernst Gräfenberg und Robert L. Dickinson ›Conception Control‹ (Kontrazeption), Seite 337–338

[16] Regnier de Graaf: ›New Treatise Concerning the Generative Organs of Women‹ (Neue Abhandlung über die Fortpflanzungsorgane der Frauen), Seite 103–107

[17] John D. Perry, Beverly Whipple und Edwin G. Belzer: ›Female Ejaculation by Digital Stimulation of the Gräfenberg Spot‹ (Weibliche Ejakulation durch Digitalstimulierung des Gräfenberg-Punktes), Seite 10

[18] Franklin P. Johnson: ›The Homologue of the Prostate in the Female‹ (Das Gegenstück zur Prostata bei der Frau), Seite 14

[19] George T. Caldwell: ›The Glands of the Posterior Female Urethra‹ (Die Drüsen der hinteren Urethra bei der Frau), Seite 631–632

[20] John W. Huffman: ›Clinical Significance of the Paraurethral Ducts and Glands‹ (Klinische Bedeutung der paraurethralen Gänge und Drüsen), Seite 615

[21] Alfred I. Folsom und Harold A. O'Brien: ›The Female Obstructing Prostate‹ (Die weibliche verdeckte Prostata), Seite 375

[22] Huffman brachte auch 1948 und 1951 wieder Abhandlungen über die Anatomie der paraurethralen Gänge und Drüsen und ihre klinische Bedeutung heraus. Es gibt ›zahlreiche‹ (und nicht nur zwei, wie Skene annahm) »Drüsen und mit Epithelgewebe ausgekleidete Höhlungen, die in das Distaldrittel der weiblichen Urethra münden« (John W. Huffman: ›Clinical Significance‹, Seite 615). Er betrachtete sie als homolog zur männlichen Prostata, befaßte sich aber nur mit klinischen Problemen und nicht mit dem Lustgewinn.

Im Jahre 1950 bestätigten drei Ärzte Huffmans Auffassung, daß die Skeneschen Drüsen ausgedehnter sind, als Skene angenommen hatte, daß sie sich bis ›tief in die urethrovaginale Wand erstreckten‹ und manchmal sogar ›bis zum mittleren Drittel der Urethra reichten‹. (J. V. Ricci, J. R. Lisa und C. H. Thom: ›The Female Urethra‹, Seite 505). Sie zeigten, daß das äußere Drittel der Urethra einen vaskulösen Plexus hat und das mittlere Drittel eine ganze Schicht von reichlich mit Blutgefäßen ausgestatteten Muskelsträngen.

[23] Samuel Gordon Berkow: ›The Corpus Spongeosum of the Urethra‹ (Das Corpus Spongeosum der Urethra), Seite 350

[24] John D. Perry und Beverly Whipple: ›Female Ejaculation by Gräfenberg Spot Stimulation: A Special Presentation‹ (Weibliche Ejakulation durch Stimulierung des Gräfenberg-Punktes – ein Sonderbericht), Seite 10

III. Weibliche Ejakulation

[1] Regnier de Graaf: ›New Treatise Concerning the Generative Organs of Women‹ (Neue Abhandlung über die Fortpflanzungsorgane der Frauen), Seite 107

[2] Edwin G. Belzer: ›Orgasmic Expulsionen of Women‹ (Orgastische Absonderungen der Frauen), Seite 6.

[3] Theodore H. van de Velde: ›Ideal Marriage‹ (Die vollkommene Ehe), Seite 178

[4] Phil Kilbraten, Anthropologe, Bryn Mawr College, persönliche Mitteilung vom 26. April 1980

[5] Ernst Gräfenberg: ›The Role of Urethra in Female Orgasm‹ (Die Rolle der Urethra beim Orgasmus der Frau), 1950, Seite 147

[6] Ibid,. Seite 147

[7] Frank Addiego et al.: ›Female Ejaculation: A Case Study‹ (Weibliche Ejakulation: Eine Fallstudie), Seite 9. Die in dieser Fallstudie errechnete Zusammensetzung von Ejakulat- und Urinproben wird in der folgenden Tabelle aufgezeigt:

Vergleich der Zusammensetzung von Ejakulat- und Urinproben[1]

Proben	Prostatasäure-phosphatase (Sigma U/ml)	Urea (mMol/l)	Creatinin (µMol/l)	Glukose (mg/100 ml)
Ejakulat				
1	21,25	125,0	1780,0	21,5
2	8,55	27,0	1070,0	37,0
3	33,00	./.	./.	48,0
4	23,75	80,0	3800,0	54,0
M	21,6	77,3	2216,7	40,1
SD	10,1	49,1	1416,4	14,3
Urin				
5	0,15	240,0	14000,0	50,0
6	0,15	160,0	9600,0	3,5
7	0,10	204,0	14000,0	3,5
M	0,13	201,0	12533,0	19,0
SD	0,03	40,0	2540,0	26,8
t (df) ↕	3,60(5)**	3,39(4)*	6,14(4)**	1,36(5)

./. aufgrund unzulänglicher Probe nicht festzustellen

↕ unvollständiger Test

[1] Der Prostatasäurephosphatasegehalt wurde durch einen Inhibitortest mit Weinsteinsäure ermittelt   *p<0,05 **p<0,01

[8] J. Lowndes Sevely und J. W. Bennett: ›Concerning Female Ejaculation and the Female Prostate‹ (Zur weiblichen Ejakulatioin und weiblichen Prostata), Seite 1

[9] Ibid., Seite 6. Auf ihrer Tabelle werden die Homologe der Anatomie von Mann und Frau aufgezeigt.

Homologe in der weiblichen und männlichen Urogenitalanatomie[*]

erwachsene Frau	erwachsener Mann
Eierstock	Hoden
Scheide (obere)	männliche Scheide
Uterus	Utriculus prostaticus
Eileiter	Nebenhoden
Gartnersche Kanäle und Gänge	Samenstränge
	Vas deferens
	Epididymis
Blase	Blase
Urethra (Harnröhre)	Prostata Urethra
Vorhof	Penis Urethra
kleine Schamlippen	Harnröhre des Penis
große Schamlippen	Scrotum
Klitoris	Penis
Bertholinische Drüsen (Vorhofdrüsen)	Cowpersche Drüsen (bulbourethrale Drüsen)
Prostata-Drüse (Urethradrüsen)	Prostata-Drüse (Urethra- oder Harnröhrendrüsen)

[*] übernommen von Money (1952), Moore (1974) und Sevely (1).

[10] William Masters und Virginia Johnson: ›Human Sexual Response‹ (Das Sexualverhalten des Menschen), Seite 135

[11] Alfred Kinsey et. al.: ›Sexual Behavior in the Human Female‹ (Sexualverhalten der Frau), Seite 634–635

[12] Germaine Greer: ›The Female Eunuch‹ (Der weibliche Eunuch), Seite 240

[13] J. Lowndes Sevely und J. W. Bennett, ibid., Seite 17

[14] Bronislaw Malinowski: ›The Sexual Life of Savages‹ (Das Sexualleben der Wilden), Seite 167–168

[15] John D. Perry und Beverly Whipple: ›Can Women Ejaculate? Yes!‹ (Können Frauen Ejakulationen haben? Ja!), Seite 55

IV. **Die große Bedeutung gesunder Beckenmuskeln**

[1] Helen Singer Kaplan: ›The New Sex Therapy‹ (Die neue Sexualtherapie), Seite 26–31

[2] Elizabeth Noble: ›Essential Exercises for the Childbearing‹ (Wichtige Übungen für die Entbindung)

[3] W. J. Brown: ›Microbial Flora in Infections of the Vagina‹ (Mikrobenflora bei Infektionen der Vagina), Seite 423. Ein möglicher Zusammenhang zwischen der Beckenmuskelspannung und Infektionen des Harntraktes ist kürzlich von einem Urologen bestätigt worden. Siehe ›Urethralsyndrom oder Harnweginfektion?‹ von R. A. Schmidt und E. A. Tanagho, Seite 424–427

[4] Thomas H. Green: ›Urinary Stress Incontinence‹ (Harnstreßinkontinenz), Seite 368–400. Außerdem ›Stress Incontinence in Women‹ (Streßinkontinenz bei Frauen) von A. A. Graber, Seite 565–577

[5] Martin Weisberg: ›Lax Vaginal Muscles‹ (Laxe Vaginalmuskulatur), Seite 9–10

[6] Theodore H. van de Velde: ›*Ideal Marriage*‹ (Die vollkommene Ehe), Seite 60

[7] Ibid., Seite 70

[8] Arnold H. Kegel: ›Stress Incontinence of Urine in Women‹ (Harnstreßinkontinenz bei Frauen), Seite 487–499

[9] Georgia Kline-Graber und Benjamin Graber: ›Women's Orgasm‹ (Orgasmus der Frauen), Seite 77

[10] Georgia Kline-Graber und Benjamin Graber: ›Female Orgasm: Role of the Pubococcygeus Muscle (Weiblicher Orgasmus: die Rolle des Pubococcygeus-Muskels), Seite 348–351. Außerdem: ›Circumvaginal Musculature and Sexual Function‹ (Circumvaginalmuskulatur und Sexualfunktion) von Benjamin Graber (Herausgeber)

[11] John D. Perry und Beverly Whipple: ›Pelvic Muscle Strength of Female Ejaculators: Evidence in Support of a New Theory of Orgasm (Beckenmuskelstärke bei Frauen, die Ejakulationen haben: Beweise, die eine neue Orgasmustheorie bestätigen), Seite 22–39. Die vierundzwanzig Frauen mit Ejakulationen kamen bei Vaginalmyographie auf einen Durschnittsmeßwert von 12 Mikrovolt, die dreiundzwanzig Frauen ohne Ejakulation dagegen nur auf 7 Mikrovolt – statistisch gesehen ein großer Unterschied (p= 0,0005). Kegels Zahlen waren in Quecksilbermillimetern ablesbar und zumeist doppelt so hoch wie unsere Mikrovoltwerte.
Siehe auch ›Vaginal Myography‹ (Vaginalmyographie), Kapitel 5 in ›Circumvaginal Musculature‹ (Circumvaginal-Muskulatur) von Benjamin Graber (Herausgeber)

[12] Cyril Fox: ›Some Aspects and Implications of Coital Physiology‹ (Aspekte und Implikationen der Koitusphysiologie), Seite 205–213; Cyril Fox und Beatrice Fox: ›A Comparative Study of Coital Physiology‹ (Komparative Analyse der Koitusphysiologie), Seite 319–336; Cyril Fox, H. S. Wolff und J. A. Baker: ›Measurement of Intra-Uterine Pressures During Human Coitus by Radio-Telemetry‹ (Messung des Intrauterindruckes beim menschlichen Koitus mittels Radiotelemetrie), Seite 243–251

[13] Theodore H. van de Velde: ›Ideal Marriage‹ (Die vollkommene Ehe), Seite 70

[14] Bronislaw Malinoswki: ›The Sexual Life of Savages‹ (Das Sexualleben der Wilden), Seite 398

[15] Alexander Lowen: ›Movement and Feeling in Sex‹ (Bewegung und Empfindungen beim Sex), Seite 739.

V. Neue Einsichten im Hinblick auf den Orgasmus beim Menschen

[1] Roger Williams: ›Biochemical Individuality‹ (Biochemische Individualität), Seite IX

[2] Alfred Kinsey, Wardell B. Pomeroy und Clyde E. Martin: ›Sexual Behavior in the Human Male‹ (Sexualverhalten des Mannes), Seite 639

[3] Irving Singer: ›The Goals of Human Sexuality‹ (Die Ziele der menschlichen Sexualität), Seite 15

[4] James L. McCary: ›Human Sexuality‹ (Menschliche Sexualität), Seite 86

[5] Irving Singer: ›The Goals of Human Sexuality‹ (Die Ziele der menschlichen Sexualität), 5. Kapitel

[6] Alfred C. Kinsey et. al.: ›Sexual Behavior‹ (Sexualverhalten), Seite 386

[7] Josephine und Irving Singer: ›Types of Female Orgasm‹ (Arten des weiblichen Orgasmus), Seite 4

[8] In Frankreich kam Gilbert Tordjman aufgrund seiner Lektüre über die Auswirkungen von Wirbelsäulenverletzungen zu dem Schluß, daß ›tiefere‹ Orgasmen – wie Freud sie beschreibt – möglich sind. Siehe ›New Realities in the Study of the Female's Orgasm‹ (Neue Fakten über die Untersuchung des weiblichen Orgasmus) aus dem *Journal of Sex Education and Therapy*, Seite 22–26. In Kalifornien entwickelte der Biologe Julian Davidson eine ›bipolare‹ Hypothese im Hinblick auf den Orgasmus – basierend auf Singers Theorie und der Forschung hinsichtlich wechselnder Bewußtseinsstadien. Siehe ›Psychobiology of Sexual Experience‹ (Psychobiologie sexueller Er-

fahrungen) in ›Psychobiology of Consciousness‹ (Psychobiologie des Bewußtseins), Seite 309–310

[9] John D. Perry und Beverly Whipple: ›Two Devices for the Physiological Measurement of Sexual Activity‹ (Zwei Geräte zur physiologischen Messung sexueller Betätigung)

[10] John D. Perry und Beverly Whipple: ›Multiple Components of the Female Orgasm‹ (Multiple Komponenten des weiblichen Orgasmus), 9. Kapitel

[11] Patricia Gillan und G. S. Brindley: ›Vaginal and Pelvic Floor Responses to Sexual Stimulation‹ (Vaginal- und Beckenbodenreaktionen auf sexuelle Stimulierung), Seite 471–481

[12] Mary Jo Sholty: ›Female Subjective Sexual Experience‹ (Subjektives weibliches Sexualerleben)

[13] Julian Davidson: ›The Psychobiology of Sexual Experience‹ (Die Psychobiologie des Sexualerlebens), Seite 303

[14] Alexander Lowen: ›Love and Orgasm‹ (Liebe und Orgasmus), S. 217

[15] Mina B. Robbins und Gordon D. Jensen: ›Multiple Orgasms in Male‹ (Multiple Orgasmen beim Mann), Seite 21–26

[16] Wilhelm Reich: ›The Function of the Orgasm‹ (Die Funktion des Orgasmus), Seite 72–87

[17] Alexander Lowen und Leslie Lowen: ›The Way to Vibrant Health‹, Seite 7

[18] Alexander Lowen: ›Movement and Feeling in Sex‹ (Bewegung und Empfindungen beim Sex), Seite 741

VI. Das Beste ist der Feind des Guten

[1] Michael Carrera: ›Sex‹, Seite 95

[2] Helen S. Kaplan: ›The New Sex Therapy‹ (Die neue Sexualtherapie)

[3] Seymour Fisher: ›Understanding the Female Orgasm‹ (Den weiblichen Orgasmus verstehen), Seite 221

[4] C. Jayne: ›A Two-Dimensional Model of Female Sexual Response‹ (Ein zweidimensionales Schema weiblichen Sexualverhaltens)

[5] Shere Hite: ›The Hite Report‹ (Der Hite-Report), Seite 57–63

[6] Mina B. Robbins und Gordon D. Jensen: ›Multiple Orgasm in Males‹ (Multipler Orgasmus bei Männern), Seite 23

[7] Avodah K. Offit: ›The Sexual Self‹ (Das sexuelle Ich), Seite 12

[8] Luciano Pavarotti und William Wright: ›Pavarotti: My Own Story‹ (Pavarotti: Meine Geschichte), Seite 33

[9] W. Timothy Gallwey: ›The Inner Game of Tennis‹ (Inneres Training beim Tennis), Seite 13

[10] Aovdah K. Offit, Seite 29

Register

218

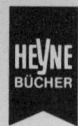
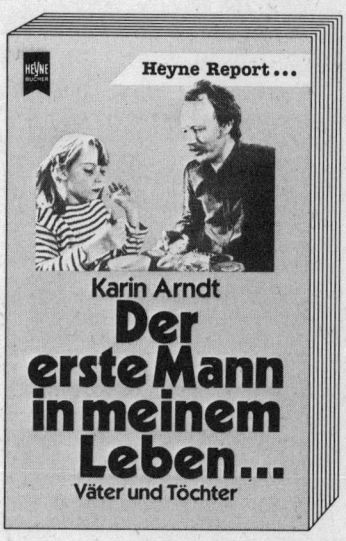

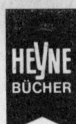
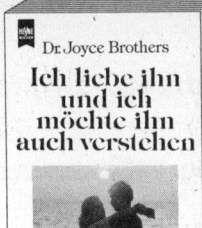
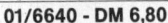
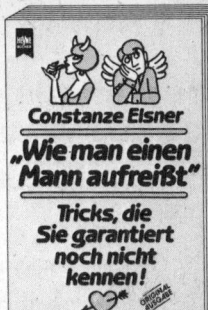
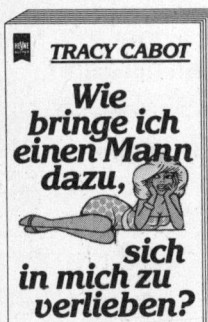
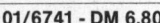
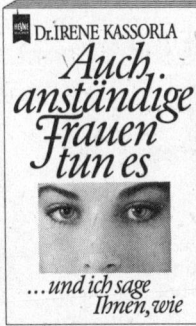
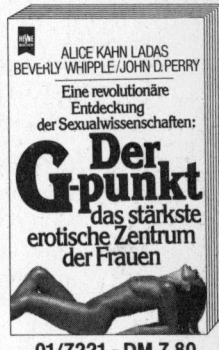
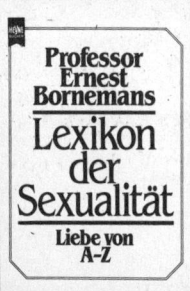
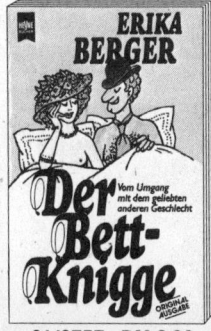
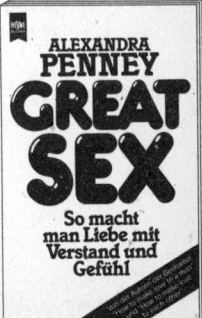

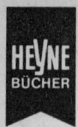

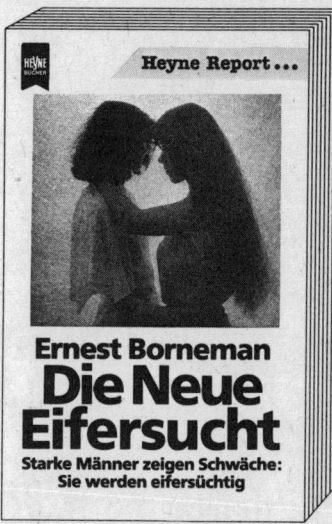